卫生监督培训模块丛书

丛书总主编 卢 伟

副总主编 李力达 贝 文 毛 洁
　　　　　曹晓红 朱素蓉

卫生监督基础及信息管理卷

卫生监督基础

范 稷 主编

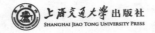
上海交通大学出版社
SHANGHAI JIAO TONG UNIVERSITY PRESS

内容提要

本书内容包括七大模块,涵盖了卫生计生法律基础、卫生监督基础、监督执法依据等方面的内容。本书结合理论与实践,适用于卫生监督人读和参考。

图书在版编目(CIP)数据

卫生监督基础/ 卢伟总主编;范稷主编. —上海:
上海交通大学出版社,2018
ISBN 978 - 7 - 313 - 19206 - 6

Ⅰ.①卫…　Ⅱ.①卢…②范…　Ⅲ.①医药卫生管理
Ⅳ.①R19

中国版本图书馆 CIP 数据核字(2018)第 062243 号

卫生监督基础

主　　编:范　稷
编写人员:蔡　俊　乔淑英　王娟娟　王绍鑫　应　亮　成　慜　宋　旳
出版发行:上海交通大学出版社
邮政编码:200030
出版人:谈　毅
印　　制:上海盛通时代印刷有限公司
开　　本:710 mm×1000 mm　1/32
字　　数:198 千字
版　　次:2018 年 3 月第 1 版
书　　号:ISBN 978 - 7 - 313 - 19206 - 6/R
定　　价:68.00 元

地　　址:上海市番禺路 951 号
电　　话:021 - 64071208
经　　销:全国新华书店
印　　张:12.375
印　　次:2018 年 3 月第 1 次

丛书总序

为适应建设"卓越的全球城市和社会主义现代化国际大都市"和"健康上海"发展战略需要,在卫生行政"放管服"和深化医药卫生体制机制改革的大背景下,上海卫生监督面临前所未有的发展机遇和现实挑战。

为持续加强卫生监督员职业胜任力,提升卫生监督员的执法能力和监督水平,打造胜任、高效的卫生监督员队伍,上海卫生监督机构通过专业化和模块化培训模式,对监督员开展专业、管理、法律法规、执法技能等专项培训,对核心和骨干人员开展促进职业发展和综合素养提高的强化培训,对管理干部开展塑质增能轮训,取得了良好效果。

上海市卫生和计划生育委员会监督所在总结多年培训素材的基础上组织编写了这套卫生监督员培训教材,以期有助于各级各类卫生监督员培训和自学。

本套教材包括卫生监督基础和信息管理、公

共卫生监督、医疗执业和计划生育监督三卷、十七个分册,具有以下特色:

一是系统全面。本套教材对卫生监督工作涉及的工作环节、专业知识、法律法规、流程等进行了系统梳理,全面涵盖了卫生监督工作的内容。

二是模块化编辑。本套教材围绕卫生监督员职业胜任力要素,按照工作分析的结果,把岗位从事的某一项工作所需要的知识归结为一个模块;每一个模块既相互独立,又从属于某一专项工作;模块之间界限既清晰又关联。模块化的编辑方式大大方便了使用者根据自身的实际情况按需选择、组合使用;有针对性地、有选择地进行专项知识、技能的充实和提高,弥补个体短板。

三是体现新变化。本套教材特别增加了信息管理管理分册、公务员与依法行政分册,适应信息技术的发展变化和执法应用,顺应我国卫生监督机构和人员参照公务员法管理的体制变化新形势。教材使用最新修订的法律法规、技术规范和标准,吸收了新知识、体现了新变化,做到了与时俱进。

为编好本套教材,我们成立了编委会,组织了工作班子和编写队伍。前期开展了相关的研究,召开了多次专家研讨会、审稿会、协调会等,为教材的出版奠定了基础。

在本套教材编辑出版的过程中,得到了上海

市卫生和计划生育委员会的领导、相关专家学者，以及上海交通大学出版社的大力支持和热心帮助，为教材的顺利、高质量出版提供了有力保障。在此一并致谢。

非常感谢参加本套教材编写的各位同仁，他们牺牲了许多休息时间，为教材的出版付出了卓有成效的辛勤劳动。

由于编写的时间紧、任务重、相互协调工作量大等原因，本套教材难免存在疏漏和不足之处，恳请各位不吝赐教。我们相信，在各位的帮助下，我们一定能不断改进完善、不断提高教材的质量，为我国的卫生监督员队伍的建设和发展做出应有的贡献。

卢 伟

2018 年 3 月

目　录

模块三　卫生监督执法依据

模块四　卫生计生行政执法行为

模块八　卫生计生行政执法文书

模块一
卫生计生法律基础

$\cdots$ $\cdots$ $\cdots$ 在专门制
定 $\cdots$ $\cdots$ $\cdots$ 和规章中,另一部分
是 $\cdots$ $\cdots$ $\cdots$ 的法律、行政法规、规章中。

卫生计生法具有以下几方面特征:

1. 卫生计生法是行政法律规范和民事法律规
范相结合的法律

从卫生计生法的内容上看,卫生计生法是一
种行政法律规范和民事法律规范相结合的法律。
卫生计生法作为一个重要的法律部门,有着与其

他法律部门不同的特点。卫生计生法以调整卫生计生社会关系为主要内容。卫生计生社会关系既存在于卫生机构、卫生人员与卫生计生行政部门之间，也存在于卫生机构内部管理层与卫生人员之间；既存在于卫生计生行政部门与企事业单位、社会团体和公民之间，也存在于卫生机构、卫生人员与患者之间，当然还存在于其他产生卫生计生社会关系的主体之间。例如，卫生机构和卫生人员提供卫生服务时，其与患者的关系多是由行政法律规范来调整的，但这并不妨碍医患关系受民事法律规范的制约。医疗机构及其医务人员侵害患者权利的行为要承当一定的民事赔偿责任，对严重的侵权行为还要追究相应的刑事责任。

2. 卫生计生法是在医学发展演变基础上逐步形成的专门法律

从卫生计生法的发展过程来看，卫生计生法是在医学发展演变基础上逐步形成的一种专门法律。卫生计生法既是法律的一个分支，又与医学密切相关，是法学与医学相结合的产物。因此，卫生计生法具有较强的技术性。医学的进步为卫生计生法的发展提供了广阔的空间，而卫生计生法的发展则推动了社会文明的进程。从医学实践中总结出来的反映客观规律的医学技术成果是卫生计生法的立法依据，也是卫生计生法的实施手段。

离开了医学技术,卫生计生法是难以生存和发展的。而卫生计生法的技术性,一方面要求人们要了解卫生计生法的具体内容,另一方面要求人们要具有一定的医学知识。否则,就无法熟悉卫生计生法、遵守卫生计生法和适用卫生计生法。

3. 卫生计生法是强制性规范与任意性规范相结合的法律

从卫生计生法的规范性质上看,卫生计生法是一种强制性规范与任意性规范相结合的法律。卫生计生法中的规定,既有强制性的,也有非强制性的,但以强制性的规范为主。在现代社会,卫生已在商品经济活动中占有重要地位,它影响着社会生活的各个方面。所以,卫生计生法作为调整卫生计生社会关系的专门法律,具有鲜明的国家干预性。其目的是为了保证卫生计生行政部门有效地行使职权,以维护社会安全和卫生计生秩序,保障公民健康。当然,卫生计生法在突出强制性规范的同时,按照当事人自主原则,也允许人们在规定范围内自行选择或者协商确定为还是不为、为的方式以及法律关系当中具体的权利和义务。卫生计生法中有"可以"条款,对这些条款,管理相对人可以选择适用,也可以放弃适用。

4. 卫生计生法是具有一定国际性的国内法

卫生计生法虽然在本质上属于国内法,但由

于对卫生本身共性的、规律性的普遍要求,特别是随着各国之间人员往来和贸易与合作的快速发展,任何一个国家或地区都不可能置身于世界之外,而只能从自身利益的互补性出发,去适应世界经济一体化的发展趋势。因此,各国卫生计生法在保留其个性的同时,都比较注意借鉴和吸收各国通行的卫生规则,使得与经济发展密切相关的卫生计生法具有明显的国际性。

(二) 卫生计生法的调整对象

卫生计生法调整的对象是卫生计生社会关系。卫生计生社会关系是多种多样的,但从法律性质上分,主要是两类,一类是卫生计生行政关系,另一类是卫生计生民事关系。卫生计生行政关系,是指经卫生计生法确认,具有行政意义上的权利义务内容的关系。卫生计生行政关系是在卫生管理活动中产生的,在通常情况下,卫生计生行政部门总是卫生计生行政关系的一方。例如卫生监督关系是一种典型的卫生计生行政关系。卫生计生民事关系,是指经卫生计生法确认,具有民事意义上的权利义务内容的关系。卫生计生民事关系是在卫生服务过程中发生的,卫生计生民事关系主体的法律地位是平等的。例如医患关系是一种典型的卫生计生民事关系。

（三）卫生计生法的渊源

卫生计生法的渊源亦称卫生计生法的法源，是指卫生计生法律规范的各种具体表现形式。我国卫生计生法的表现形式主要是：

1. 宪法

宪法是国家的根本大法，所规定的内容是社会和国家生活中最根本的问题，是国家一切立法的基础，也是我国卫生计生法的基本渊源。《中华人民共和国宪法》有关卫生的规定主要有：国家发展医疗卫生事业，发展现代医药和我国传统医药，举办各种医疗卫生设施，开展群众性卫生活动；推行计划生育；发展社会保险、社会救济和医疗卫生事业；保护婚姻、家庭、母亲和儿童的合法权益等。

2. 卫生计生法律

卫生计生法律是由全国人大及其常委会制定的，都是规定国家政治、经济、文化教育等某一方面的基本问题。我国现有的卫生计生法律都是由全国人大常委会制定的，它们是：《中医药法》《食品安全法》《传染病防治法》《执业医师法》《母婴保健法》《人口与计划生育法》《献血法》《精神卫生法》《职业病防治法》和《药品管理法》等。此外，《刑法》《劳动法》《婚姻法》《侵权责任法》等法律中有关卫生计生的条款也是卫生计生法的渊源。

3. 卫生计生法规

卫生计生法规是以宪法和卫生计生法律为依据，针对某一特定的调整对象而制定的、比较全面系统的规定。它有三种类型：第一种是国务院制定的，如《医疗事故处理条例》；第二种是由卫生计生委提出法规草案，经国务院批准，以部令的形式发布的，如原卫生部令发布的《中华人民共和国传染病防治法实施办法》；第三种是省、自治区、直辖市及设区的市的人大及其常委会，根据国家授权或为贯彻执行国家法律，结合当地实际情况，制定的卫生计生方面的规范性文件，如《北京市精神卫生条例》，也称为地方性卫生计生法规。

卫生计生行政法规的名称一般称"条例"，也可以称"规定""办法"等。

4. 卫生计生规章

卫生计生规章是卫生计生法律和法规的补充，从制定的程序和发布的形式看有三种类型：第一种是国家卫生计生委制定发布的，如《院前医疗急救管理办法》；第二种是由国家卫生计生委与其他部门联合制定发布的，如原卫生部和教育部联合发布的《托儿所幼儿园卫生保健管理办法》；第三种是由省、自治区、直辖市和设区的市、自治州的人民政府根据卫生计生法律制定的地方卫生计生规章，如《上海市生活饮用水卫生监督管理办法》。

卫生计生规章的名称一般称为"规定""办法",但不得称为"条例"。

5. 卫生计生自治条例和单行条例

民族自治地方的人民代表大会有权依照当地民族的政治、经济和文化的特点,制定自治条例和单行条例。自治条例和单行条例可以依照当地民族的特点,对法律和行政法规的规定作出变通规定,但不得违背法律或者行政法规的基本原则,不得对宪法和民族区域自治法的规定以及其他有关法律、行政法规专门就民族自治地方所作的规定作出变通规定,如《新疆维吾尔自治区人口与计划生育条例》。

6. 国际卫生条约

国际卫生条约,是指由我国与外国签订的或批准、承认的某些国际条约。它可由全国人大常委会决定同外国缔结卫生条约和卫生协定,或由国务院按职权范围同外国缔结卫生条约和协定。这些国际卫生条约和协定,除我国声明保留的条款外,对我国产生约束力,如《国际卫生条例》《烟草控制框架公约》等。

此外,由于医疗卫生工作的技术性特征,我们将技术性法规也视为卫生计生法的重要渊源。技术性法规包括医疗技术规范、操作规程和卫生标准等,是从事卫生监督、监测和管理,进行医学诊断和治疗的准则。

(四) 卫生计生法的分类和体系

我国卫生计生法按照法律层级,可以分为卫生计生法律、卫生计生法规和卫生计生规章。按照卫生计生行政执法领域,可以分为:① 公共场所卫生、生活饮用水卫生、学校卫生及消毒产品和涉及饮用水卫生安全产品监督管理法律规范;② 医疗机构、采供血机构及其从业人员执业监督管理法律规范;③ 医疗卫生机构放射诊疗、职业健康检查和职业病诊断监督管理法律规范;④ 医疗机构、采供血机构、疾病预防控制机构传染病疫情报告、疫情控制、消毒隔离、医疗废物处置、菌(毒)种监督管理法律规范;⑤ 母婴保健机构、计划生育技术服务机构服务和从业人员监督管理法律规范。

在现行卫生计生法律法规的基础上,按照调整的对象,我国逐步形成了由公共卫生和预防保健法律制度、医疗机构和卫生技术人员管理法律制度、与人体健康相关产品管理法律制度、传统医学保护法律制度、卫生公益事业法律制度构成的卫生计生法体系。

(五) 卫生计生法律关系

卫生计生法律关系,是指调整卫生计生法律

规范的人们在卫生活动中所形成的权利和义务关系。

卫生计生法律关系是一种纵横交错的法律关系。所谓纵向卫生计生法律关系，是指国家机关在实施卫生计生管理中，与企事业单位、社会组织和公民之间发生的组织、计划、指挥、调节和监督等隶属关系。这种关系可分为社会管理关系和内部管理关系。前者是指在整个社会范围内的管理关系，如公共卫生管理、医疗执业管理等；后者是指一个单位内部的管理关系，如医疗机构内部工作人员管理等。

所谓横向卫生计生法律关系，是指医疗、预防、保健机构同国家机关、企事业单位、社会组织和公民之间，在医疗卫生服务过程中所发生的权利义务关系。在这种服务关系中，双方当事人的地位是完全平等的，每一方当事人既享有一定的权利，又承担一定的义务，而且双方当事人所享有的权利和承担的义务又是对等的。如医院有义务向病人提供一定的医疗服务，并有获得一定经济报酬的权利，病人则有义务向医院支付一定的诊疗费用，并有获得相应的医疗护理的权利。

卫生计生法律关系由主体、内容和客体三个要素构成，在每一个具体的卫生计生法律关系中，不管缺少了其中哪一个要素，卫生计生法律关系都无法产生和继续存在。

卫生计生法律关系的主体，是指卫生计生法律关系的参加者，亦即在卫生计生法律关系中享有权利并承担义务的当事人，包括国家卫生计生行政机关、医疗卫生单位、企事业单位、社会团体和公民。而卫生计生行政机关和卫生机构是卫生计生法律关系中最主要的主体。

卫生计生法律关系的内容，是指卫生计生法律关系的主体依法所享有的权利和承担的义务。

卫生计生法律关系的客体，是指当事人的权利、义务所指向的对象（标的），包括公民的生命健康权利、行为和物等。

（六）卫生计生法律责任

卫生计生法律责任，是指行为人由于不履行或拒绝履行卫生计生法所确定的义务，侵犯了他人健康权利而应承担的法律后果。

卫生计生法律责任具有以下特点：① 它与违法行为相联系，只有某种违法行为存在，才能追究其法律责任；② 它的内容是法律明确规定的，有关卫生计生法律都明确具体地规定了何种违法行为应承担何种法律责任；③ 它具有国家强制性，由国家司法机关和国家授权的行政机关依法追究法律责任，并由国家强制力保证其执行。

依照卫生计生违法行为的性质、情节、动机和危害程度，卫生计生法律责任分为行政责任、民事责任和刑事责任。

1. 行政责任

行政责任，是指医疗机构工作人员或从事与卫生事业有关的企事业单位、工作人员或公民违反卫生计生法中有关卫生计生行政管理方面的规范，尚未构成犯罪，而应承担的法律责任。根据我国现行卫生计生行政管理法规的规定，追究卫生计生行政责任的形式有行政处罚和行政处分两种。

行政处罚，是指卫生计生行政机关和授权的卫生监督机构对违反卫生计生行政管理法规的单位和个人的一种行政制裁。根据《行政处罚法》和我国现行卫生计生法律、法规、规章的规定，卫生计生行政处罚的种类主要有：警告、罚款、没收违法所得、没收非法财物、责令停产停业、暂扣或吊销有关许可证等。

行政处分，是指有管辖权的国家机关或企事业单位的行政领导对所属一般违法失职人员所给予的一种行政制裁。行政处分的种类有警告、记过、记大过、降级、撤职、开除六种。

2. 民事责任

民事责任，是指医疗机构和卫生计生工作人员或从事与卫生计生事业有关的机构违反卫生计生法律规定侵害公民的健康权利时应承担的法律责任。

违反卫生计生法的民事责任主要是弥补受害一方当事人的损失,它以赔偿责任为主要形式,即是一种侵权损害赔偿责任。

3. 刑事责任

刑事责任,是指行为人实施刑事法律禁止的行为而应承担的法律责任。卫生计生法律、法规对于刑事责任的规定直接引用刑法中的有关条款。如我国刑法设有"危害公共卫生罪"一节,规定了妨害传染病防治罪,传染病菌种、毒种扩散罪,妨害国境卫生检疫罪,非法组织卖血罪,强迫卖血罪,非法采集、供应血液、制作、供应血液制品罪,采集、供应血液、制作、供应血液制品事故罪,医疗事故罪,非法行医罪,非法进行节育手术罪,妨害动植物防疫、检疫罪等。

根据我国刑法规定,实现刑事责任的方法是刑罚。刑罚是我国审判机关依照刑法的规定,剥夺犯罪人某种权益的一种强制处分。它包括主刑和附加刑,主刑有管制、拘役、有期徒刑、无期徒刑、死刑,它们只能单独适用;附加刑有罚金、剥夺政治权利、没收财产,它们可以附加适用,也可以独立适用。对于犯罪的外国人,还可以独立适用或附加适用驱逐出境。

二、卫生计生法的
制定和实施

（一）卫生计生法的制定

卫生计生法的制定，是指有立法权的国家机关依照法定的权限和程序，制定、认可、修改、补充或废止规范性卫生计生法律文件的活动。它既包括拥有国家立法权的国家机关制定卫生计生法律的活动，也包括依法授权的其他国家机关制定从属于法律的各种卫生计生法律规范的活动。

卫生计生法的制定必须依照法定程序进行。程序是立法质量的重要保证，是民主立法的保障。以卫生计生法律的制定为例，包括以下程序。

1. 卫生计生立法的准备

卫生计生立法的准备主要包括：编制卫生计生立法规划、作出卫生计生立法决策、起草卫生计生法律案等。

2. 卫生计生法律案的提出

卫生计生法律案的提出，是指享有法律案提案权的机关或个人向立法机关提出的关于制定、修改、废止某项卫生计生法律的正式提案。根据我国立法法的规定，有权提出法律案的，一是全国人大代表三十人以上或一个代表团可以向全国人大提出法律案,或全国人大常委十人以上可以向全国人大常委会提出卫生计生法律案;二是全国人大主席团、全国人大常委会可以向全国人大提出卫生计生法律案,全国人大各专门委员会可以向全国人大或人大常委会提出卫生计生法律案;三是国务院、中央军事委员会、最高人民检察院、最高人民法院可以向全国人大及其常务委员会提出法律案。

3. 卫生计生法律草案的审议

卫生计生法律案列入议程以后,有权机关或者有权机关委托专家起草卫生计生法律草案。卫生计生法律草案要经过全国常委会会议审议或全国人大教科文卫委员会、法律委员会审议等。列入常委会会议议程的卫生计生法律草案,全国人大教科文卫委员会、法律委员会和常委会工作机构应当听取各方面的意见。对于重要的卫生计生法律草案,经委员长会议决定,可以将卫生计生法律草案公布,向社会征求意见。

4. 卫生计生法律案的表决、通过

卫生计生法律案提请全国人大常委会三次审议后,由常委会全体会议投票表决,以全体组成人员的过半数通过。

5. 卫生计生法律的公布

获全国人大常委会通过的卫生计生法律,由

国家主席以主席令的形式公布,使社会各界周知,便于熟悉并遵照执行。卫生计生法律的公布是卫生立法的最后一步,是卫生计生法律生效的前提。法律通过后,凡是未经公布的,均不发生法律效力。

(二) 卫生计生法的实施

卫生计生法的实施,是指通过一定的方式使卫生计生法律规范在社会生活中得到贯彻和实现的活动。卫生计生法的实施过程,是把卫生计生法的规定转化为主体行为的过程,是卫生计生法作用于社会关系的特殊形式。卫生计生法的实施具体表现为卫生计生法的适用。

1. 卫生计生法的适用

卫生计生法的适用有广义和狭义之分。广义的卫生计生法的适用,是指国家机关和法律、法规授权的社会组织依照法定的职权和程序,行使国家权力,将卫生计生法律规范运用到具体人或组织,用来解决具体问题的一种专门活动。它包括卫生计生行政部门以及法律、法规授权的组织依法进行的卫生计生执法活动和司法机关依法处理有关卫生计生违法和犯罪案件的司法活动。狭义的卫生计生法的适用,仅指司法活动。这里指的是广义的卫生计生法的适用。

2. 卫生计生法适用的一般规则

卫生计生法适用的一般规则,是指卫生计生法律规范之间发生冲突时如何选择适用卫生计生法律规范的问题。卫生计生法适用的一般规则主要有:

(1) 上位法优于下位法。法的位阶是指法的效力等级。效力等级高的是上位法,效力等级低的就是下位法。上位法优于下位法应当把握:① 上下位法都有规定,规定不一致,优先使用上位法;② 上下位法都有规定,规定一致,选择适用;③ 上位法没有规定,适用下位法(规章需要考虑合法性)。但是,上位法优于下位法的适用是有一定条件的,即当下位法与上位法相抵触,则下位法无效。如果下位法的制定根据上位法的授权或下位法是对上位法的实施性规定并且没有违反上位法的规定,则会出现上位法优于下位法适用规则的例外,即下位法的优先适用。

例如,对于医疗、保健机构或者人员未取得母婴保健技术许可,擅自从事婚前医学检查、遗传病诊断、产前诊断、终止妊娠手术和医学技术鉴定的,根据《母婴保健法》第三十五条规定,县级以上地方人民政府卫生计生行政部门应当予以制止,并可以根据情节给予警告或者处以罚款;根据《母婴保健法实施办法》第四十条规定,由卫生计生行政部门给予警告,责令停止违法行为,没收违法所得;违法所得 5 000 元以上的,并处违法所得 3 倍以上 5 倍以下的罚款;没有违法所得或者违法所得不足 5 000 元的,并处 5 000 元以上 2 万元以下的罚款。这里,《母婴保健法》规定的是给予警告或者处以罚款;而《母婴保健法实施办法》规定的是给予警告,满足一定条件时并处罚款。按照上位法优于下位法的适用原则,应当优先适用《母婴保健法》。但是《母婴保健法实施办法》是对《母婴保健法》的实施性规定,并且没有违反上位法的规定,因此是上位法优于下位法适用规则的例外,即应优先适用《母婴保健法实施办法》。

(2) 同位阶的卫生计生法律规范具有同等法律效力。卫生计生部门规章之间、卫生计生部门规章与地方政府卫生计生规章之间具有同等效力,在各自的权限范围内施行。

例如,根据建设部、卫生部 1996 年 7 月 9 日发布、2016 年 4 月修改的《生活饮用水卫生监督管理办法》第二十六条规定,供水单位供应的饮用水不符合国家规定的生活饮用水卫生标准的,县级以上地方人民政府卫生计生行政部门应当责令限期改进,并可处以 20 元以上 5 000 元以下的罚款。上海市人民政府 2014 年 2 月公布的《上海市生活饮用水卫生监督管理办法》第四十七条规定:

集中式供水单位供应的生活饮用水水质不符合国家和本市生活饮用水卫生标准和规范要求的,由卫生计生部门责令改正,处以 1000 元以上 1 万元以下罚款;情节严重的,处以 1 万元以上 3 万元以下罚款;第五十条规定:二次供水设施管理单位未履行相关管理职责,导致二次供水水质不符合国家和本市生活饮用水卫生标准和规范要求的,由卫生计生部门责令改正,处以 1000 元以上 1 万元以下罚款;情节严重的,处以 1 万元以上 3 万元以下罚款。

(3) 特别法优于一般法,即"特别规定优于一般规定"。同一机关制定的卫生计生法律、卫生计生行政法规、地方性卫生计生法规、卫生自治条例和单行条例、卫生计生规章,特别规定与一般规定不一致的,适用特别规定。

例如,《执业医师法》第四十七条规定:境外人员在中国境内申请医师考试、注册、执业或者从事临床示教、临床研究等活动的,按照国家有关规定办理。为此,原卫生部根据该条规定,制定了《外国医师来华短期行医暂行管理办法》《香港、澳门特别行政区医师在内地短期行医管理规定》《香港和澳门特别行政区医师获得内地医师资格认定管理办法》《台湾地区医师在大陆短期行医管理规定》《台湾地区医师获得大陆医师资格认定管理办法》等。

（4）新法优于旧法，即"新的规定优于旧的规定"。同一机关制定的卫生计生法律、卫生计生行政法规、地方性卫生计生法规、卫生自治条例和单行条例、卫生计生规章，新的规定与旧的规定不一致的，适用新的规定。其前提是新旧规定都是现行有效的，该适用哪个规定，采取从新原则。这与法的溯及力的从旧原则是有区别的，法的溯及力解决的是新法对其生效以前发生的事件和行为是否适用的问题。

例如，全国人大常委会1999年4月29日通过的《行政复议法》第九条规定：公民、法人或者其他组织认为具体行政行为侵犯其合法权益的，可以自知道该具体行政行为之日起六十日内提出行政复议申请；但是法律规定的申请期限超过六十日的除外。全国人大常委会1998年6月通过的《执业医师法》第十六条规定：被注销注册的当事人有异议的，可以自收到注销注册通知之日起十五日内，依法申请复议或者向人民法院提起诉讼。《执业医师法》将行政复议期限规定为十五日，又没有一般法的授权，应属于与《行政复议法》第九条规定相抵触的情况，按照"新法优于旧法"的规则即适用《行政复议法》的规定。

（5）不溯及既往。任何卫生计生法律规范都没有溯及既往的效力,但为了更好地保护公民、法人和其他组织的权利和利益而作的特别规定除外。

三、卫生计生具体行政行为

(一) 卫生计生具体行政行为的概念

卫生计生具体行政行为,是指卫生计生行政主体依职权对特定的人和事所作出的能够产生法律效力的行为。

这一概念有以下几层含义:① 卫生计生具体行政行为必须由依法取得卫生计生行政主体资格的卫生计生行政机关和法律法规授权的组织及其工作人员作出;② 卫生计生具体行政行为是卫生计生行政主体行使卫生计生行政职权、履行卫生计生行政职责、进行卫生计生行政管理活动的行为;③ 卫生计生行政主体实施卫生计生具体行政行为必须在法律授予的主管权、管辖权的范围内,按照法律规定的程序和要素进行;④ 卫生计生具体行政行为应当具有行政法律意义,能够产生行政法律后果,主要表现为对行政相对人的具体权利、义务的影响。

(二) 卫生计生具体行政行为的特征

卫生计生具体行政行为是卫生计生行政权力的具体体现,具有一般行政行为的共同特征。

1. 从属法律性

任何卫生计生具体行政行为均需有法律依据，具有从属法律性，没有法律的明确规定和授权，卫生计生行政主体不得作出任何行政行为。这一点与对公民、组织的要求是不同的。公民、组织只要不做法律禁止的事情即为守法、合法，而卫生计生行政主体则只能做法律明文规定或授权其做的事情。

2. 自由裁量性

作出卫生计生具体行政行为必须要有法律根据，并不意味着卫生计生行政主体只能按照法律的设计亦步亦趋，没有任何的主动性。任何一种法律规定在调整其对应的社会关系时都不可能将所有的细节予以规定，况且法律具有相对稳定性，而社会卫生事务有较大的变动性，如果不赋予卫生计生具体行政行为一定的自由裁量空间，社会的卫生计生行政管理就有可能陷于被动。因此，法律一般都赋予卫生计生具体行政行为一定程度和范围的自由裁量权。

卫生计生具体行政行为的从属法律性和裁量性两方面并不是对立的，而是矛盾统一的。裁量要求是在法律范围内的裁量，根据立法精神和立法目的积极灵活地执行法律，从而能够更好地管理社会卫生事务。

3. 单方意志性

卫生计生行政主体与行政相对人之间形成的卫生计生法律关系是一种管理与被管理的关系。卫生计生行政主体依照自己的单方意志实施卫生计生具体行政行为时,不需要与行政相对人协商或征得其同意即可依法自主作出。

4. 国家强制性

卫生计生具体行政行为是卫生计生行政主体代表国家单方面进行的管理卫生事务的活动,是国家意志的体现,具有国家强制性。对于卫生计生行政主体作出的各类行政处理决定,在符合一定的条件下,可以强制行政相对人执行。

此外,卫生计生具体行政行为是行政行为中的一个专门领域,具有自身的特点,主要是:

(1) 专业性和技术性。

卫生计生法律规范多是涉及公民生命健康权的医疗卫生计生方面的事项,其在制定过程中注入了大量的卫生计生技术规范与卫生计生技术标准。卫生计生行政主体在作出卫生计生具体行政行为时,为确保卫生计生法律规范的正确、有效实施,就必须具有相应的医药卫生技术知识和能力,具有具备专门知识和专业技能的工作人员,具备相应的设施;就必须遵循卫生计生法律规范和医药卫生技术规范,显示出较强的专业性和技术性。

（2）社会性和协同性。

社会卫生计生事务范围十分广泛，几乎遍及社会各个领域，关系到每一个人的生老病死；社会卫生事务管理活动也是一项系统工程。因此，卫生计生具体行政行为往往涉及人、事、机构，错综而复杂。如传染病的预防和控制、医疗安全的监管需要社会、医疗卫生机构、公众的联动与协调，显示出社会性和协同性的特征。

（三）卫生计生具体行政行为的种类

卫生计生具体行政行为根据不同的标准，可以有不同的分类。对卫生计生具体行政行为进行分类不仅有利于认识各种卫生计生具体行政行为的特征，也有利于分析各种卫生计生具体行政行为的构成要件，以不同标准认定不同卫生计生具体行政行为的合法性。

1. 羁束行政行为和自由裁量行政行为

这是根据卫生计生具体行政行为受卫生计生法律规范拘束程度的不同所作的分类。

（1）羁束行政行为，是指卫生计生具体行政行为的范围、方式、程序、手段、种类、幅度等均由卫生计生法律规范明确、详细和具体规定，卫生计生行政主体必须严格依照法律、法规的规定进行，不能掺杂自己的意愿和裁量。例如，医疗机构进行执业登记必须按照《医疗机构管理条例》规定的程序办理，而不能自行变动、增加或减少某一环节；卫生计生行政处罚必须按照《卫生行政处罚程序》设立的步骤、顺序、方法、时限执行。

（2）自由裁量行政行为，是指卫生计生法律规范对卫生计生具体行政行为的范围、方式、程序、手段、种类、幅度等未作详细、具体而明确的规定，卫生计生行政主体可以在法律、法规规定的幅度或范围内，或在符合立法目的和原则的前提下，根据具体情况自行选择、裁量所作出的行政行为。

这里应当指出的是，卫生计生法律规范对卫生计生具体行政行为的羁束性和自由裁量性的划分并不是完全绝对的。卫生计生法律、法规不可能对所有情况和所有方法都作出明确具体的规定，即在羁束行政行为中通常也存在一定的自由裁量成分。而卫生计生行政主体作出的自由裁量行政行为也不是没有任何限制的，在自由裁量行为中也存在一定的羁束因素。但是，卫生计生行政主体在作出自由裁量行政行为时，不能违背卫生计生法律、法规的目的及超出法定的自由裁量范围。例如，《公共场所卫生管理条例实施细则》第三十八条规定：对公共场所经营者安排未获得有效健康合格证明的从业人员从事直接为顾客服务工作的，由县级以上地方人民政府卫生计生行政部门责令限期改正,给予警告,并处以 500 元以上 5 000 元以下罚款。这里责令限期改正,给予警告,并处罚款是羁束性的;而处以 500 元以上 5 000 元以下罚款则存在着自由裁量成分,并规定了自由裁量的范围。

2. 依职权行政行为和依申请行政行为

这是按照卫生计生行政主体的卫生计生具体行政行为方式所作的分类。

(1) 依职权行政行为,是指卫生计生行政主体依据法定职权主动实施,而无需行政相对人申请的行政行为,也称为主动卫生计生行政行为或积极的卫生计生行政行为,如卫生计生行政主体对违反公共场所卫生监督管理的违法行为人进行罚款、责令停业整顿、吊销卫生许可证等行政处罚行为。

(2) 依申请行政行为,是指卫生计生行政主体必须根据行政相对人的申请才能实施的行政行为,也称为被动卫生计生行政行为或消极的卫生计生行政行为。例如,卫生计生行政主体发放射诊疗许可证以相对人是否申请为前提条件,即行政相对人的申请是放射诊疗许可行为开始的先行程序。当然,行政相对人的申请并不是依申请行政行为成立的唯一条件,如果其申请不符合法定条件,卫生计生行政主体可以不予受理,也可在受理后对不具备法定条件的相对人作出拒绝的答复。

依职权卫生计生行政行为和依申请卫生计生行政行为的特点以法律法规的预先规定为依据。一般来说,依职权作出的卫生计生行政行为通常是卫生计生行政主体为维护社会公共卫生利益和秩序而对相对人设定某种义务的行为;依申请作出的卫生计生行政行为通常是卫生计生行政主体通过批准、许可相对人实施某种行为或免除某种义务而赋予或保护相对人某种特定权益的行为。

3. 要式卫生计生行政行为和非要式卫生计生行政行为

这是根据卫生计生具体行政行为是否必须具备一定的法定形式所作的分类。

(1) 要式卫生计生行政行为,是指卫生计生行政主体必须依据法定的方式实施,同时必须具备一定的法定形式才能产生法律效力的行政行为。例如,公共场所经营必须颁发公共场所卫生许可证;卫生计生行政处罚必须制作处罚决定书等。

(2) 非要式卫生计生行政行为,是指卫生计生法律、法规未规定行政行为的具体方式或形式,卫生计生行政主体可以自行选择和采用适当的方式或形式进行,并可产生法律效力的行政行为。在非要式卫生计生行政行为中,卫生计生行政主体的意思表示可以采用口头形式,也可以采用书面形式或其他适当的形式。

4. 单方行政行为和双方行政行为

这是按照参与卫生计生行政行为意思表示的主体是单方还是双方所作的分类。

（1）单方行政行为，是指卫生计生行政主体单方意思表示即可产生法律效力的行政行为。绝大多数卫生计生具体行政行为均为单方行政行为，例如卫生计生行政处罚、卫生计生行政强制等只需卫生计生行政主体单方意思表示就能依法成立。

（2）双方行政行为，是指卫生计生行政主体与行政相对人共同协商、双方意思表示一致才可成立的行政行为，如行政合同。但目前卫生监督管理活动中双方行政行为比较少见。

（四）卫生计生具体行政行为的内容

卫生计生具体行政行为的内容，是指某个卫生计生具体行政行为对相对人在权利和义务上产生的具体影响。任何卫生计生具体行政行为的实施都有一个特定的内容。卫生计生具体行政行为的内容不同，功能也就不同，所产生的结果也不同。卫生计生行政主体正是通过实施不同内容的卫生计生具体行政行为实现自身的行政职能，达到对社会卫生事务进行有效管理的目的。卫生计生具体行政行为的主要内容有：

1. 赋予权益和剥夺权益

(1) 赋予权益,是指赋予行政相对人法律上的权能、权利或利益。权能,是指从事某种活动或行为的资格,如授予医师资格、护士资格、颁发公共场所卫生许可证。权利,是指行政相对人自己能够实施某种行为或要求他人不实施某种行为的自由,如颁发医师、护士执业证书,获得从事医疗服务活动的权利,其他任何人未经法律规定不得干预。利益,是指基于某种权利所得到的好处,如给予行政奖励。

(2) 剥夺权益,是指剥夺行政相对人法律上已有的权能、权利或利益,如吊销卫生许可证、吊销执业证书。剥夺权益一般是以行政相对人有违法行为为前提,是对违法行为的制裁。

2. 科以义务或免除义务

(1) 科以义务,是指卫生计生行政主体通过行政命令、行政决定、发布公告等对行政相对人要求作出某种行为或不得作出某种行为的义务负担。这种义务可以是单纯意义上的行为,如接受监督、卫生检查、卫生监测、卫生检疫等;可以是财产意义上的义务,如缴纳管理费、交纳检验费、缴纳消毒费和行政处罚决定中的罚款、没收、查封财产等。

(2) 免除义务,是指卫生计生行政主体免除相对人原有的某种义务,如免除缴费义务负担,其原来设定的义务不再要求其履行等。

3. 确认法律事实与法律地位

(1) 确认法律事实,是指卫生计生行政主体通过卫生计生具体行政行为对某种法律关系中有重大影响的法律事实是否存在予以确认。如医疗事故的鉴定结论就属于对医疗事故予以确认,确认结果将会对法律责任的分担起重要作用。

(2) 确认法律地位,是指卫生计生行政主体通过卫生计生具体行政行为对某种法律关系中的当事人的权利义务是否存以及存在的范围予以确认。如对医疗机构诊疗科目的确认;再如根据《卫生行政执法文书规范》第十三条规定制作的产品样品确认告知书就是卫生计生行政主体对标签标注的产品生产或者进口代理单位的确认。

一般来说,确认法律事实是确认法律地位的基础,确认了法律事实的性质,才能明确当事人双方的权利和义务。

(3) 变更法律地位,是指卫生计生行政主体通过卫生计生具体行政行为对相对人原已确立的法律地位予以变更。具体表现为对相对人原享有权利或者承担义务范围的扩大、缩小等,如医疗机构增加诊疗项目的许可,执业医师执业地点的变更。

（五）卫生计生具体行政行为的效力

卫生计生具体行政行为一经作出即依法成立，便对卫生计生行政执法主体和行政管理相对人产生法律上的效力。即使每项具体的卫生计生行政行为根据其依据的法律规范、针对的行政事项和具体内容不同而有所区别，但是总体上卫生计生具体行政行为具有以下三个方面的效力。

1. 确定力

确定力，是指卫生计生具体行政行为依法有效成立后，即产生不可变更力，非依法定事由和程序不得随意变更或撤销。首先，卫生计生行政主体没有法定理由或未通过法定程序，不得随意改变行政行为的内容，也不能就同一事项重新作出行政行为；其次，行政管理相对人不得自行否认卫生计生具体行政行为的内容或随意改变卫生计生具体行政行为内容，同时，没有法定理由或未通过法定程序，也不能请求卫生计生行政主体改变卫生计生具体行政行为。例如，卫生计生行政主体为医疗机构颁发医疗机构执业许可证后不得任意更改许可内容，而持证的医疗机构也不得随意超出许可范围从事许可范围以外的诊疗活动。

这里需要注意的是，卫生计生具体行政行为具有确定力并不意味着行政行为一旦作出就绝对不可以变更，而是指不得随意撤销或变更。只有通过法定程序或理由,卫生计生具体行政行为方可撤销或变更,如通过行政复议或行政诉讼等。

2. **拘束力**

拘束力,是指卫生计生具体行政行为依法有效成立后,行为的内容对有关组织和人员产生约束力,必须遵守、服从。首先,卫生计生具体行政行为对卫生计生行政主体有约束力。无论是作出卫生计生具体行政行为的卫生计生行政主体,还是作出卫生计生具体行政行为的卫生计生行政主体的上级机关或下级机关,在该卫生计生具体行政行为被依法撤销或变更之前都要受该卫生计生具体行政行为的约束。其次,卫生计生具体行政行为对行政管理相对人具有约束力。卫生计生具体行政行为是针对行政管理相对人作出的,首先对其具有约束力。依法作出的卫生计生具体行政行为,一经生效或具备生效条件,行政管理相对人必须遵守、服从和执行,按照卫生计生具体行政行为内容履行卫生计生具体行政行为设定的义务,否则将承担相应的法律后果。

3. **执行力**

执行力,是指卫生计生具体行政行为依法生效后,卫生计生行政主体有权依法采取必要手段和措施,使卫生计生具体行政行为的内容得以实现。卫生计生具体行政行为的目的是维护公共卫生秩序和利益,卫生计生具体行政行为的相对方必须严格遵守和执行,否则,卫生计生行政主体必要时可采取一定方式强制执行。

这里需要指出,一是卫生计生具体行政行为的执行力并不意味着所有的卫生计生具体行政行为,一经作出必须立即强制执行。有的卫生计生具体行政行为是针对特定对象作出的赋予权利的授权行为,只有在授权人违反授权条件和权限范围的情况下,才会涉及执行。如卫生许可是一种卫生计生具体行政行为,但并不需要强制执行;警告是一种行政处罚,但并不涉及强制执行。二是执行力也并不意味所有涉及执行的卫生计生具体行政行为在任何情况下都需要强制执行,只有在相对人拒不履行卫生计生具体行政行为设定的义务时才采取。

(六) 卫生计生具体行政行为的成立和合法要件

1. 卫生计生具体行政行为的成立要件

卫生计生具体行政行为的成立,是指卫生计生具体行政行为的形成或作出。一般来说,卫生计生具体行政行为的成立应当具备以下条件:

(1) 卫生计生行政主体作出某种卫生计生具体行政行为决定。无论是行政处罚,还是颁发或拒绝颁发许可证、要求相对人履行某种义务,都应作出一个决定。卫生计生具体行政行为决定不论采取何种形式,都是卫生计生行政主体向行政相对人作出的一种可以产生法律效力的意思表示。

(2)卫生计生具体行政行为决定已送达行政相对人。卫生计生具体行政行为的成立不仅要求卫生计生行政主体作出某种卫生计生具体行政行为决定,而且要求卫生计生行政主体在法定期限内将卫生计生具体行政行为决定文书送达行政相对人。行政送达的主要方式有:直接送达、留置送达、委托送达、邮寄送达和公告送达。

(3)卫生计生具体行政行为决定文书已为行政相对人受领。这是卫生计生具体行政行为成立的最后一个要件。确认行政相对人受领的规则是:对于当面送达的卫生计生具体行政行为决定文书,受送达人签收即视为受领;留置送达以送达人将卫生计生具体行政行为决定文书留置于受送达人住所,并在回执上记明受送达人拒收理由、日期,视为相对人受领;邮寄送达以回执上注明的收件日期视为受送达人受领日期;公告送达则以公告确定的一定期限届满的日期视为相对人受领日期。

2.卫生计生具体行政行为合法的构成要件

卫生计生具体行政行为是卫生计生行政主体行使职权的行为,卫生计生具体行政行为一旦成立即具有法律效力,但并不意味着卫生计生具体行政行为具有了实质上的合法性。只有当卫生计生具体行政行为具备合法要件之后才能是合法的。一般来说,卫生计生具体行政行为的合法性必须具备以下三方面要件:

(1) 主体合法,是指作出卫生计生具体行政行为的组织必须具备行政主体资格,能以自己的名义作出行政行为,并能独立承担法律责任。具体表现在:① 卫生计生具体行政行为的实施者是卫生计生行政主体本身,如卫生计生行政机关,法律、法规授权组织。卫生计生行政主体的工作人员或卫生计生行政主体委托的组织或个人不能以自己的名义实施卫生计生具体行政行为;② 具体实施卫生计生行政行为的工作人员必须符合法律规定的条件;③ 卫生计生具体行政行为没有超越卫生计生行政主体的权限范围。

(2) 内容合法,是指卫生计生具体行政行为涉及的权利、义务以及对这些权利、义务关系的处理,必须有法律的依据,与法律、法规的规定以及社会公共利益不相冲突。具体要求有:① 卫生计生具体行政行为有确凿的证据证明,有充分的事实根据;② 卫生计生具体行政行为有明确的法律依据,正确适用了法律、法规或者规章;③ 卫生计生具体行政行为必须公正、合理,符合立法目的和立法精神。

（3）程序合法，是指实施卫生计生具体行政行为所经过的步骤、时限方式等符合法律规定。现代法治较之过去更加重视行政行为的程序合法，符合法定程序是行政行为合法适当的重要保证。违背法定程序的行政行为即属于无效的行政行为。具体要求有：① 卫生计生具体行政行为符合行政法所确定的基本原则和制度，如行政行为公开、公正、效力原则，以及为确保基本原则实现而确立的信息公开制度、调查制度、回避制度、听证制度等；② 卫生计生具体行政行为符合法定的步骤、顺序、方式和方法，如行政处罚的先调查取证后裁决顺序不能颠倒，否则即构成违法；③ 卫生计生具体行政行为符合法定期限要求。

四、卫生计生行政救济制度

（一）卫生计生行政救济的概念

卫生计生法律救济，是指卫生计生行政相对人认为自己的人身权、财产权因卫生计生行政机关的行政行为而受到侵害，依照法律规定向有权受理的国家机关告诉并要求解决，从而使自己受到损害的权利得到补救和保护的制度。

卫生计生行政救济首先以相对人的权利受到损害为前提。受到损害的相对人就需要获得法律救济，以便得到补偿。因此，卫生计生法律救济是为矫正卫生计生行政机关的侵害行为和相对人受到侵害的情况而建立的解决纠纷、补救相对人受损权益的制度。卫生计生行政救济的根本目的是保证合法利益的实现和法定义务的履行。卫生计生行政管理活动中的权利纠纷或权利冲突会导致合法权益受到损害或者特定义务无法履行。法律救济就是使受到冲突纠纷影响的合法权利和法定义务能够实际地得到实现和履行。在不能恢复原状的情况下，通过调解和强制方式，使冲突和纠纷造成的实际损失和伤害得到合理补偿。

卫生计生法律救济的作用表现在以下四个方面：

（1）保护卫生计生法律关系主体的合法权益。卫生计生行政管理活动中，当卫生计生法律关系的主体，即作为相对人的公民、法人或其他组织的法定权益受到损害时，可以通过法定的方式和途径，请求有权机关以强制性的救济方式来帮助受损害者恢复并实现自己的权利。

（2）维护卫生计生法律的权威。卫生计生法律的权威性是卫生计生法治化的起码要求。卫生计生行政机关在卫生计生行政管理活动中的公正性则是维护卫生计生法律权威的根本。通过法律救济，对卫生计生行政机关的违法行政的矫正、对受侵害的相对人进行法律上的补救,可以使相对人认同卫生计生行政执法的公正性,从而维护卫生计生法律的权威性。

(3) 促进卫生计生行政机关依法行政。卫生计生法律救济在卫生计生行政管理活动中具有预防和控制卫生计生行政机关侵权行为的功能,能够促进卫生计生行政机关加强内部管理,增强卫生计生行政机关工作人员的法制意识,确保其活动的法制性、公正性和合理性。

(4) 推进卫生计生法制建设。通过卫生计生法律救济制度,加强各级权力机关对卫生计生法实施的监督,同时通过行政复议、行政诉讼等多种法律救济手段,及时处理卫生计生行政管理活动中的法律纠纷,做到卫生计生行政机关与相对人同样守法,在违法后都应承担相应的法律责任,有利于推进卫生计生法制建设。

(二) 卫生计生行政复议

1. 卫生计生行政复议的概念

卫生计生行政复议,是指公民、法人或其他组织认为卫生计生行政执法机关的具体行政行为侵犯其合法权益,依法提出行政复议申请,由该卫生计生行政执法机关的本级人民政府或者上一级卫生计生行政机关依法对原具体行政行为进行全面审查,并作出裁决的一种法律制度。

为了防止和纠正违法的或者不当的具体行政行为,保护公民、法人和其他组织的合法权益,保障和监督行政机关依法行使职权,1999年4月29日,第九届全国人大常委会第九次会议通过了《中华人民共和国行政复议法》(以下简称《行政复议法》)。2009年8月27日,第十一届全国人大常委会第十次会议对《行政复议法》进行了修正。为进一步发挥行政复议制度在解决行政争议、建设法治政府、构建社会主义和谐社会中的作用,2007年5月23日,国务院颁布了《中华人民共和国行政复议法实施条例》。

卫生计生行政复议与卫生计生行政诉讼都是解决卫生计生行政争议的制度。在卫生计生行政争议处理时,当事人不服卫生计生行政机关的处理决定,部分可向处理机关的本级人民政府或者上一级卫生计生行政机关申请复议,也可直接向人民法院提起诉讼;部分可不必经过复议程序,直接向人民法院提起诉讼;部分必须经上级卫生计生行政机关复议程序,只有对复议裁决不服时才可向人民法院提起诉讼。卫生计生行政复议与卫生计生行政诉讼相比较,在申请理由、受理机关、受理权限、裁决效力等方面有着明显的区别:

(1) 卫生计生行政复议的特征。卫生计生行政复议的特征主要是：① 这是一种对管理相对人的合法权益提供保障的非常重要的卫生计生行政救济制度；② 这是一种专门的内部行政层级监督制度；③ 复议机关依法行使职权，不受任何人的非法干预。

（2）卫生计生行政复议的原则。卫生计生行政复议机关履行行政复议职责，应遵循以下原则：① 依法独立行使复议权原则；② 实行一级复议制原则；③ 合法、准确、及时、便民原则；④ 对具体行政行为合法性与适当性进行审查的原则。

2. 卫生计生行政复议的范围

根据《行政复议法》的规定，公民、法人或者其他组织对下列具体行政行为不服的，可以申请复议：① 对卫生计生行政机关作出的警告、罚款、没收违法所得、没收非法财物、责令停产停业、暂扣或者吊销许可证、暂扣或者吊销执照等行政处罚决定不服的；② 对卫生计生行政机关作出的查封、扣押等行政强制措施决定不服的；③ 对卫生计生行政机关作出的有关卫生许可证（照）变更、中止、撤销的决定不服的；④ 认为卫生计生行政机关侵犯其法定的经营自主权的；⑤ 认为符合法定条件申请颁发有关卫生许可证（照）或者申请审批、登记有关事项，卫生计生行政机关没有依法办理的；⑥ 申请卫生计生行政机关履行法定职责，卫生计生行政机关没有依法履行的;⑦ 认为卫生计生行政机关的其他具体行政行为侵犯其合法权益的。《行政复议法》还规定:公民、法人或者其他组织认为卫生计生行政机关的具体行政行为所依据的规定不合法,在对具体行政行为申请行政复议时,可以一并向行政复议机关提出对该规定的审查申请。但"规定"不含国务院部、委规章和地方人民政府规章。

根据《行政复议法》规定,不服卫生计生行政机关作出的行政处分或者其他人事处理决定的或者不服卫生计生行政机关对民事纠纷作出的调解或者其他处理的,公民、法人或者其他组织均不能申请行政复议。

3. 卫生计生行政复议的管辖

根据《行政复议法》的规定:① 对县级以上卫生计生行政机关的具体行政行为不服的,申请人可以向该卫生计生行政机关的本级人民政府申请行政复议,也可以向上一级卫生计生行政机关申请行政复议;② 对卫生计生行政机关依法设立的派出机构依照法律、法规或者规章规定,以自己的名义作出的具体行政行为不服的,向设立该派出机构的卫生计生行政机关或者该机关的本级人民政府申请行政复议;③ 对法律、法规授权的组织的具体行政行为不服的,可向直接管理该组织的卫生计生行政机关申请行政复议;④ 两个卫生计生行政机关或卫生计生行政机关与其他行政机关共同作出的行政行为,向其共同上一级行政机关申请行政复议。

公民、法人或者其他组织申请行政复议,行政复议机关已依法受理的,或者法律、法规规定应当先向行政复议机关申请行政复议、对行政复议决定不服再向人民法院提起行政诉讼的,在法定行政复议期限内不得向人民法院提起行政诉讼。

公民、法人或者其他组织已向人民法院提起行政诉讼,人民法院已经依法受理的,不得申请行政复议。

4. 卫生计生行政复议程序

（1）卫生计生行政复议的申请。

申请期限。公民、法人或者其他组织认为卫生计生行政机关的具体行政行为侵犯其合法权益的,可以自知道该具体行政行为之日起六十日内提出行政复议申请;但是法律规定的申请期限超过六十日的除外。因不可抗力或者其他正当理由耽误法定申请期限的,申请期限自障碍消除之日起继续计算。

申请人。依照《行政复议法》申请行政复议的公民、法人或者其他组织是申请人。有权申请行政复议的公民死亡的,其近亲属可以申请行政复议。有权申请行政复议的公民为无民事行为能力或者限制民事行为能力的人，其法定代理人可以代为申请行政复议。有权申请行政复议的法人或者其他组织终止的，承受其权利的法人或者其他组织可以申请行政复议。同申请行政复议的具体行政行为有利害关系的其他公民、法人或者其他组织，可以作为第三人参加行政复议。

申请方式。申请人申请行政复议，可以书面申请，也可以口头申请；口头申请的，卫生计生行政复议机关应当当场记录申请人的基本情况、行政复议请求、申请行政复议的主要事实、理由和时间。

（2）卫生计生行政复议的受理。卫生计生行政复议机关收到行政复议申请后，应当在五日内进行审查，对不符合法律规定的行政复议申请，决定不予受理，并书面告知申请人。法律、法规规定应当先向卫生计生行政复议机关申请行政复议、对行政复议决定不服再向人民法院提起行政诉讼的，卫生计生行政复议机关不予受理或者受理后超过行政复议期限不作答复的，公民、法人或者其他组织可以自收到不予受理决定书之日起或者行政复议期满之日起十五日内，依法向人民法院提起行政诉讼。

卫生计生行政复议机关对公民、法人或者其

他组织依法提出的行政复议申请无正当理由不予受理的,上级卫生计生行政机关应当责令其受理;必要时,上级卫生计生行政机关也可以直接受理。

卫生计生行政复议期间具体行政行为不停止执行,但是,有下列情形之一的,可以停止执行:① 被申请人认为需要停止执行的;② 行政复议机关认为需要停止执行的;③ 申请人申请停止执行,行政复议机关认为其要求合理,决定停止执行的;④ 法律规定停止执行的。

(3)卫生计生行政复议的决定。根据《行政复议法》规定,卫生计生行政复议原则上采取书面审查的办法,但是申请人提出要求或者行政复议机关认为必要时,可以向有关组织和人员调查情况。在行政复议过程中,被申请人不得自行向申请人和其他有关组织或者个人收集证据。

卫生计生行政复议机关应当自受理申请之日起六十日内作出行政复议决定,但是法律规定的行政复议期限少于六十日的除外;情况复杂,不能在规定期限内作出行政复议决定的,经批准可延长期限,但是最多不超过三十日。

卫生计生行政复议机关负责法制工作的机构经审查提出意见,并经负责人同意或集体讨论通过后,按下列规定作出行政复议决定:① 具体行政行为认定事实清楚,证据确凿,适用依据正确,程序合法,内容适当的,决定维持;② 被申请人不履行法定职责的,决定其在一定期限内履行;③ 具体行政行为有下列情形之一的,决定撤销、变更或者确认该具体行政行为违法;决定撤销或者确认该具体行政行为违法的,可以责令被申请人在一定期限内重新作出具体行政行为:

- 主要事实不清,证据不足的;
- 适用依据错误的;违反法定程序的;
- 超越或者滥用职权的;
- 具体行政行为明显不当的。

被申请人不按照《行政复议法》第二十三条的规定提出书面答复、提交当初作出具体行政行为的证据、依据和其他有关材料的,视为该具体行政行为没有证据、依据,可决定撤销该具体行政行为。

卫生计生行政复议机关责令被申请人重新作出具体行政行为的,被申请人不得以同一的事实和理由作出与原具体行政行为相同或者基本相同的具体行政行为。

卫生计生行政复议机关作出行政复议决定,应当制作行政复议决定书,并加盖印章。决定书一经送达,即发生法律效力。被申请人不履行或者无正当理由拖延履行行政复议决定的,行政复议机关或者有关上级卫生计生行政机关应当责令其限期履行。申请人逾期不起诉又不履行行政复议决定的,或者不履行最终裁决的行政复议决定的,由卫生计生行政机关依法强制执行,或者申请人民法院强制执行。

(三) 卫生计生行政诉讼

1. 卫生计生行政诉讼的概念

卫生计生行政诉讼,是指公民、法人或者其他组织认为卫生计生行政机关及其工作人员,包括授权与委托的卫生执法组织的行政行为侵犯其合法权益时,依法向人民法院提起诉讼,由人民法院依据事实与法律进行审理并作出裁决的活动。

为了保证人民法院正确、及时审理行政案件,保护公民、法人和其他组织的合法权益,维护和监督行政机关依法行使行政职权,1989 年 4 月 4 日,第七届全国人大第二次会议通过了《中华人民共和国行政诉讼法》并于 2014 年 11 月、2017 年 6 月进行两次修正(以下简称《行政诉讼法》)。

(1) 卫生计生行政诉讼的特征。卫生计生行政诉讼是解决卫生计生行政争议,即卫生计生行政机关与公民、法人或其他组织之间因卫生计生行政管理而产生纠纷的一项重要法律制度。它具有以下特征:

原告是卫生计生行政管理相对人。卫生计生行政诉讼是卫生计生行政管理相对人不服卫生计生行政执法机关的管理处罚,向人民法院提起的诉讼。所谓卫生计生行政管理相对人,是指在具体的行政管理过程中,处于被卫生计生行政执法机关管理的一方当事人。当事人可以是公民,也可以是法人或其他组织。

卫生计生行政诉讼的被告只能是卫生计生行政机关。这是区别于民事诉讼和刑事诉讼的一个重要特征。卫生计生行政机关作为被告,是因为卫生执法机关一般都有实施卫生计生行政管理的权利,包括申请强制执行的权利,所以它无需为实施权利而当原告。作为被告的卫生计生行政执法机关,可分为卫生计生行政管理机关和授权执法组织,受委托的组织作出的行政行为由委托单位承担责任,以委托单位为被告。

卫生计生行政诉讼的标的是审查卫生计生行政行为是否合法。

(2)卫生计生行政诉讼的基本原则。卫生计生行政诉讼的基本原则,是指由宪法和人民法院组织法规定的,在卫生计生行政诉讼整个过程中起着指导作用的行为准则。如人民法院依法行使职权,对诉讼当事人适用法律一律平等、公开审判、回避和使用本民族语言文字、两审终审原则。此外,根据我国《行政诉讼法》的规定,结合卫生计生行政诉讼的基本特点,卫生计生行政诉讼又具有如下特有原则：

卫生计生行政机关负有举证责任。作为被告的卫生计生行政机关应当向人民法院提供原先作出卫生计生行政行为的证据材料和所依据的规范性文件。如果卫生计生行政机关在卫生计生行政诉讼中不举证或者举不出证据，将承担败诉的后果。

对卫生计生行政行为的合法性进行审查。《行政诉讼法》第六条规定：人民法院审理行政案件，对行政行为是否合法进行审查。人民法院原则上只对行政行为的合法性进行审查，在原告提出请求的情况下，对行政行为所依据的规范性文件是否合法作附带性审查。人民法院一般不审查行政行为的合理性，仅对明显不当的行政行为作合理性审查。

诉讼期间，不停止卫生计生行政行为的执行。在卫生计生行政诉讼期间，卫生计生行政机关实施的卫生计生行政行为并不因为原告提起诉讼而停止执行。但有下列情形之一的，人民法院可裁定停止执行：① 被告认为需要停止执行的；② 原告或者利害关系人申请停止执行，人民法院认为该行政行为的执行会造成难以弥补的损失，并且停止执行不损害国家利益、社会公共利益的；③ 人民法院认为该行政行为的执行会给国家利益、社会公共利益造成重大损害的；④ 法律、法规规定停止执行的。

审理卫生计生行政诉讼案件不适用调解。人民法院在审理卫生计生行政诉讼案件时，只能以事实和法律为根据来审查和确认卫生计生行政机关所作出的具体卫生行为是否合法，并作出判决或裁定，一般不适用调解。但是，行政赔偿、补偿以及卫生计生行政机关行使法律、法规规定的自由裁量权的案件可以调解。

2. 卫生计生行政诉讼的管辖

卫生计生行政诉讼管辖，是指各级人民法院和同级人民法院在管辖卫生计生行政诉讼案件上的分工，分为级别管辖、地域管辖等。

（1）级别管辖，是指各级人民法院之间受理第一审卫生计生行政诉讼案件的职权分工。根据《行政诉讼法》规定：基层人民法院管辖第一审卫生计生行政案件；中级人民法院管辖本辖区内重大、复杂的第一审卫生计生行政案件，以及对国务院各部门或省、自治区、直辖市人民政府所作的具体行政行为提起诉讼的第一审卫生计生行政案件；高级人民法院管辖本辖区内重大、复杂的第一审卫生计生行政案件；最高人民法院管辖全国范围内重大、复杂的第一审卫生计生行政案件。

（2）地域管辖，是指根据人民法院的辖区划分受理第一审行政案件的职权分工。根据《行政诉讼法》规定,卫生计生行政案件由最初作出卫生计生行政行为的卫生计生行政机关所在地人民法院管辖,但如果是对限制人身自由的行政强制措施不服提起诉讼的,由被告所在地或者原告所在地人民法院管辖;在遇到两个以上法院都有管辖权的案件,原告可以选择其中一个人民法院提起诉讼;原告向两个以上有管辖权的人民法院提起诉讼的,由最先立案的人民法院管辖。

(3) 指定管辖和移送管辖。《行政诉讼法》规定:有管辖权的人民法院由于特殊原因不能行使管辖权的,由上级人民法院指定管辖。人民法院对管辖权发生争议,由争议双方协商解决。协商不成的,报它们的共同上级人民法院指定管辖。

人民法院发现受理的案件不属于本院管辖时,应当移送有管辖权的人民法院。

3. 卫生计生行政诉讼的受案范围

卫生计生行政诉讼受案范围,是指人民法院对卫生计生行政机关的哪些卫生计生行政行为拥有审判权,或者说公民、法人或者其他组织对卫生计生行政机关的哪些卫生计生行政行为可以向人民法院提起卫生计生行政诉讼。

根据《行政诉讼法》,结合我国现行医药卫生计生法律、法规的有关规定,可以提起卫生计生行政诉讼的案件范围主要有以下几类：

（1）不服卫生计生行政机关行政处罚的案件。主要是指对罚款、吊销卫生许可证、责令停产停业、没收财产等行政处罚不服的，可依法向人民法院提起诉讼。

（2）不服卫生计生行政强制措施的案件。卫生计生行政强制措施是卫生计生行政机关为了履行行政管理职能，依法对公民的人身或财产加以限制的一种特别措施。如在卫生计生行政执法中，对传染病人进行强制隔离，封存某种药品等。对限制人身自由或者对财产查封、扣押等卫生强制措施不服的，可以依法提起卫生计生行政诉讼。

（3）对卫生计生行政机关的"不作为"提起诉讼的案件。卫生计生行政机关应当履行其法定职责，例如依法保护公民、法人或者其他组织的合法权益，依法处理相关行政许可申请等。当公民、法人或者其他组织申请卫生计生行政机关履行保护其合法权益的法定职责时，卫生计生行政机关拒绝履行；或者认为符合法定条件，向卫生计生行政机关申请卫生许可证，但卫生计生行政机关在法定期限内不予答复，也不予批准等，均属卫生计生行政机关的"不作为"，即不履行法定职责，卫生行政管理相对人就有权依法向人民法院提起诉讼。

4. 卫生计生行政诉讼程序

（1）起诉与受理。起诉，是指公民、法人或其他组织认为卫生计生行政机关的行政行为侵犯其合法权益，请求人民法院给予法律保护的诉讼行为。受理，是指人民法院对公民、法人或其他组织提起的卫生计生行政诉讼请求进行初步审查，决定是否立案受理的活动。

根据《行政诉讼法》规定，起诉必须符合下列条件：① 原告必须是卫生计生行政行为的相对人以及其他与行政行为有利害关系的公民、法人或者其他组织；② 要有明确的被告，被告可能是卫生计生行政机关，也可能是法律、法规授权的组织；③ 要有具体的诉讼请求和事实根据；④ 属于人民法院受案范围和受诉人民法院管辖。

关于直接起诉的期限，《行政诉讼法》规定：公民、法人或其他组织直接向人民法院提起诉讼的，应当在知道或者应当知道作出行政行为之日起六个月内提出，法律另有规定的除外。

（2）审理与判决。我国行政诉讼实行两审终审制，即每个卫生计生行政案件可以经过两级人民法院审理。如果当事人不服一审人民法院裁判的，可以上诉，第二审法院的裁判是终审裁判，当事人如不服可以申请再审，但不停止判决、裁定的执行。卫生计生行政诉讼案件一审的审判组织一般由审判员、陪审员共同组成合议庭或者由审判员组成合议庭,开庭审理除涉及国家秘密和个人隐私和法律另有规定的情况,一般实行公开审理,由合议庭进行法庭调查和双方当事人(代理人)辩论,在辩论终结后依法裁判。

根据法律规定,人民法院可视具体情况作出如下判决:

判决驳回原告的诉讼请求。主要是指卫生计生行政机关的行政行为证据确凿,适用法律、法规正确,符合法定程序,判决驳回原告的诉讼请求。

判决撤销或部分撤销卫生计生行政机关所作出的具体行政行为。主要是指卫生计生行政机关的行政行为主要证据不足,或者适用法律、法规有错误,或者违反法定程序,或者超越职权和滥用职权的,或者明显不当的。此外,还可判处卫生计生行政机关重新作出行政行为。

判决卫生计生行政机关在一定期限内履行其法定职责。主要是指卫生计生行政机关不履行或者拖延履行法定职责,判决其履行职责。

判决确认违法。分为两种情况,一是卫生计生行为有下列情况之一,人民法院判决确认违法,但不撤销行政行为:① 行政行为依法应当撤销,但撤销会给国家利益、社会公共利益造成重大损害的;② 行政行为程序轻微违法,但对原告权利不产生实际影响的。二是卫生计生行为有下列情形之一,不需要撤销或者判决履行的,人民法院判决确认违法:① 行政行为违法,但不具有可撤销内容的;② 被告改变原违法行政行为,原告仍要求确认原行政行为违法的;③ 被告不履行或者拖延履行法定职责,判决履行没有意义的。

判决确认无效。主要是指卫生计生行政行为有实施主体不具有行政主体资格或者没有依据等重大且明显违法情形,原告申请确认行政行为无效的,人民法院判决确认无效。

判决变更原处理决定。主要是指卫生计生行政机关的行政处罚明显不当,或者其他行政行为涉及对款额的确定、认定确有错误的,由法院判决变更。

(3)执行。当事人拒不履行已经发生法律效力的人民法院的判决、裁定或者卫生计生行政机关的行政行为所确定的义务时,申请人民法院根据已经生效的法律文书,按照法定程序,迫使当事人履行义务,保证实现法律文书内容的活动。

卫生计生行政机关在管理相对人不履行义务时,申请人民法院强制执行主要有两种情况:一是卫生计生行政诉讼经人民法院判决生效后,公民、法人或其他组织不执行判决的,卫生计生行政机关可以向第一审人民法院申请强制执行;二是卫生计生行政机关依据法律、法规的规定,在卫生计生行政决定依法生效后,公民、法人或其他组织不执行的,可向人民法院申请强制执行。

(四) 卫生计生行政赔偿

1. 卫生计生行政赔偿的概念

卫生计生行政赔偿,是指卫生计生行政机关及其工作人员违法行使职权,侵犯公民、法人或其他组织的合法权益造成损害后果,由卫生计生行政机关依法予以赔偿的制度。

为保障公民、法人和其他组织享有依法取得国家赔偿的权利,促进国家机关依法行使职权,1994年5月12日,第八届全国人大常委会第七次会议通过了《中华人民共和国国家赔偿法》(以下简称《国家赔偿法》)。2010年4月29日,第十一届全国人大常委会第十四次会议对《国家赔偿法》进行了第一次修正;2012年10月26日,第十一届全国人民代表大会常务委员会第二十九次会议对《国家赔偿法》进行了第二次修正,进一步完善了国家赔偿制度。

(1) 卫生计生行政赔偿的特征,主要是:① 卫生计生行政赔偿是卫生计生行政机关及其工作人员在行使职权时所作出的违法行为给卫生管理相对人造成损害而发生的赔偿;② 卫生计生行政机关是卫生计生行政侵权损害责任的承担者;③ 卫生计生行政机关对于因故意或重大过失给卫生计生行政管理相对人造成侵权损害的工作人员有追偿权;④ 卫生计生行政赔偿以支付赔偿金为主要方式,如侵犯人身权的,致人精神损害的,应当在侵权行为影响的范围内,为受害人消除影响,恢复名誉,赔礼道歉;造成严重后果的,应当支付相应的精神损害抚慰金;⑤ 根据《行政诉讼法》规定,卫生计生行政赔偿可以适用调解。

（2）构成卫生计生行政赔偿的要件,包括:① 侵权主体必须是行使国家卫生管理职权的卫生计生行政机关,法律、法规授权组织,以及受委托行使行政职权的组织及其工作人员;② 必须是卫生计生行政机关及其工作人员违法行使职权的行为;③ 必须有损害结果的实际发生;④ 卫生计生行政主体的违法侵权行为必须与损害结果有直接的因果关系。

根据《行政诉讼法》和《国家赔偿法》的规定,只有在卫生计生行政机关及其工作人员违反法律、法规行使职权时,才有可能导致卫生计生行政赔偿。

2. 卫生计生行政赔偿的范围

根据《国家赔偿法》规定,卫生计生行政机关及其工作人员在行使职权时存在违法行为,对公民、法人或者其他组织人身权、财产权造成损害的,属于卫生计生行政赔偿的范围。

卫生计生行政机关对属于下列情形之一的,不承担赔偿责任:① 卫生计生行政机关工作人员实施了与行使职权无关的个人行为;② 公民、法人和其他组织自己的行为致使损害发生;③ 法律规定的其他情形。

3. 赔偿请求人和赔偿义务机关

(1) 赔偿请求人。又称赔偿诉讼的原告,即以自己的名义,就自身权益受到卫生计生行政违法行为侵害而提起行政赔偿的公民、法人和其他组织。《国家赔偿法》规定,赔偿请求人有以下几种:① 受害的公民、法人和其他组织;② 受害的公民如果死亡,其继承人和其他有抚养关系的亲属可以提出请求;③ 受害的法人或其他组织终止,其权利承受人可以提出请求。

(2) 赔偿义务机关。行政机关及其工作人员行使行政职权侵犯公民、法人和其他组织的合法权益造成损害的,该行政机关为赔偿义务机关。两个以上行政机关共同行使行政职权时侵犯公民、法人和其他组织的合法权益造成损害的,共同行使行政职权的行政机关为共同赔偿义务机关。法律、法规授权的组织在行使授予的行政权力时侵犯公民、法人和其他组织的合法权益造成损害的,被授权的组织为赔偿义务机关。受卫生计生行政机关委托的组织或个人作出违法行为,委托的卫生计生行政机关为赔偿义务机关。

经复议机关复议的,最初造成侵权行为的卫生计生行政机关为赔偿义务机关,但复议决定加重损害的,复议机关对加重损害的部分履行赔偿义务。

赔偿机关被撤销的,继续行使其职权的卫生计生行政机关为赔偿义务机关;没有继续行使其职权的行政机关的,撤销该赔偿义务机关的行政机关为赔偿义务机关。

4.卫生计生行政赔偿程序

卫生计生行政赔偿程序,是指受害人依法取得国家赔偿权利、卫生计生行政机关或者法院依法办理行政赔偿事务应当遵守的方式、步骤、顺序、时限等手续的总称。

(1)单独请求行政赔偿。单独要求卫生计生行政机关赔偿的,赔偿请求人必须先向卫生计生行政赔偿义务机关提出申请,并按照法律规定递交行政赔偿申请书,书写申请书确有困难的,可以委托他人代书;也可以口头申请。卫生计生行政机关在规定期限内未作出是否赔偿的决定,赔偿请求人可以自期限届满之日起三个月内,向人民法院提起诉讼。赔偿请求人对赔偿的方式、项目、数额有异议的,或者赔偿义务机关作出不予赔偿决定的,赔偿请求人可以自赔偿义务机关作出赔偿或者不予赔偿决定之日起三个月内,向人民法院提起诉讼。人民法院按行政诉讼程序审理。

(2) 附带请求行政赔偿。赔偿请求人在提起行政复议或行政诉讼的同时一并提出行政赔偿请求,复议机关在行政复议中,或人民法院在审理中,可予以调解或裁决。

(3) 申请赔偿的时效。赔偿请求人请求卫生计生行政赔偿的时效为两年,自其知道或者应当知道国家机关及其工作人员行使职权时的行为侵犯其人身权、财产权之日起计算,但被羁押等限制人身自由期间不计算在内。

赔偿请求人在赔偿请求时效的最后六个月内,因不可抗力或者其他障碍不能行使请求权的,时效中止。从中止时效的原因消除之日起,赔偿请求时效期间继续计算。

在申请行政复议或者提起行政诉讼时一并提出赔偿请求的,适用《行政复议法》、《行政诉讼法》有关时效的规定。

5. 卫生计生行政赔偿的方式和计算标准

根据《国家赔偿法》的规定,卫生计生行政赔偿以支付赔偿金为主要方式;对能够返还财产或恢复原状的,予以返还财产或者恢复原状。

（1）侵犯公民人身自由的，每日赔偿金按照国家上年度职工日平均工资计算。

（2）侵犯公民生命健康权的，赔偿金按照下列规定计算：① 造成身体伤害的，应当支付医疗费、护理费，以及赔偿因误工减少的收入。减少的收入每日的赔偿金按照国家上年度职工日平均工资计算，最高额为国家上年度职工年平均工资的5倍；② 造成部分或者全部丧失劳动能力的，应当支付医疗费、护理费、残疾生活辅助具费、康复费等因残疾而增加的必要支出和继续治疗所必需的费用，以及残疾赔偿金。残疾赔偿金根据丧失劳动能力的程度，按照国家规定的伤残等级确定，最高不超过国家上年度职工年平均工资的20倍。造成全部丧失劳动能力的，对其扶养的无劳动能力的人，还应当支付生活费；③ 造成死亡的，应当支付死亡赔偿金、丧葬费，总额为国家上年度职工年平均工资的20倍。对死者生前扶养的无劳动能力的人，还应当支付生活费。

生活费的发放标准，参照当地最低生活保障标准执行。被扶养的人是未成年人的，生活费给付至18周岁止；其他无劳动能力的人，生活费给付至死亡时止。

卫生计生行政机关及其工作人员在行使行政职权时侵犯人身权，致人精神损害的，应当在侵权行为影响的范围内,为受害人消除影响,恢复名誉,赔礼道歉;造成严重后果的,应当支付相应的精神损害抚慰金。

(3) 侵犯公民、法人和其他组织的财产权造成损害的,按照下列规定处理:① 处罚款、罚金、追缴、没收财产或者违法征收、征用财产的,返还财产;② 查封、扣押、冻结财产的,解除对财产的查封、扣押、冻结,造成财产损坏或者灭失的,依照规定赔偿;③ 应当返还的财产损坏的,能够恢复原状的恢复原状,不能恢复原状的,按照损害程度给付相应的赔偿金;④ 应当返还的财产灭失的,给付相应的赔偿金;⑤ 财产已经拍卖或者变卖的,给付拍卖或者变卖所得的价款;变卖的价款明显低于财产价值的,应当支付相应的赔偿金;⑥ 吊销许可证和执照、责令停产停业的,赔偿停产停业期间必要的经常性费用开支;⑦ 返还执行的罚款或者罚金、追缴或者没收的金钱,解除冻结的存款或者汇款的,应当支付银行同期存款利息;⑧ 对财产权造成其他损害的,按照直接损失给予赔偿。

6. 卫生计生行政赔偿经费的来源

《国家赔偿法》规定:赔偿费用列入各级财政预算。卫生计生行政机关赔偿损失后,应当责令有故意或者重大过失的工作人员或者受委托的组织和个人承担部分或全部赔偿费用。对有故意或者重大过失的责任人员,卫生计生行政机关应当依法给予处分;构成犯罪的,应当依法追究刑事责任。

参考文献

[1] 汪建荣.卫生法(第 4 版).北京:人民卫生出版社,2013.

[2] 达庆东、田侃.卫生法学纲要(第 5 版).上海:复旦大学出版社,2014.

[3] 达庆东、戴金增.卫生监督.上海:复旦大学出版社,2003.

[4] 樊立华.公共卫生法律法规与监督学(第 2 版).北京:人民卫生出版社,2007.

[5] 《中华人民共和国行政处罚法》(1996 年 3 月 17 日第八届全国人民代表大会第四次会议通过,根据 2009 年 8 月 27 日第十一届全国人民代表大会常务委员会第十次会议《关于修改部分法律的决定》修正).

[6] 《卫生行政处罚程序》(1996 年 6 月 19 日卫生部令第 53 号发布,根据 2006 年 2 月 13 日卫政法发〔2006〕68 号修改).

[7] 《中华人民共和国行政复议法》(1999 年 4 月 29 日第九届全国人民代表大会常务委员会第九次会议通过,根据 2009 年 8 月 27 日第十一届全国人民代表大会常务委员会第十次会议《关于修改部分法律的

决定》修正).

[8] 《中华人民共和国行政诉讼法》(1989 年 4 月 4 日第七届全国人民代表大会第二次会议通过,根据 2014 年 11 月 1 日第十二届全国人民代表大会常务委员会第十一次会议《关于修改〈中华人民共和国行政诉讼法〉的决定》第一次修正,根据 2017 年 6 月 27 日第十二届全国人民代表大会常务委员会第二十八次会议《关于修改〈中华人民共和国民事诉讼法〉和〈中华人民共和国行政诉讼法〉的决定》第二次修正).

[9] 《中华人民共和国国家赔偿法》(1994 年 5 月 12 日第八届全国人民代表大会常务委员会第七次会议通过,根据 2010 年 4 月 29 日第十一届全国人民代表大会常务委员会第十四次会议《关于修改〈中华人民共和国国家赔偿法〉的决定》第一次修正,根据 2012 年 10 月 26 日第十一届全国人民代表大会常务委员会第二十九次会议《关于修改〈中华人民共和国国家赔偿法〉的决定》第二次修正).

模块二

卫生监督基础

课程一　卫生监督概要

一、总 体 情 况

(一) 卫生监督的概念

目前国内对卫生监督概念的表述繁多,樊立华教授主编的《卫生法律制度与监督学》认为,卫生监督是政府卫生行政部门依据卫生法律、法规的情况进行督促检查,对违反卫生法规、危害人体健康的行为追究法律责任的一种卫生行政执法行为。也有学者认为卫生监督是指卫生计生行政部门执行国家卫生法律、法规,维护公共卫生和医疗服务秩序,保护人民群众健康及其相关权益,对特定的公民、法人和其他组织所采取的能直接产生法律效果的卫生计生行政执法行为。另有学者认为卫生监督是政府卫生计生行政部门依据卫生计生法律法规和标准,为维护公民健康权益,对特定相对人作出许可、检查、强制、处罚、指导等,或与特定相对人订立合同,从而影响特定相对人权利义务的行为,是政府在实施行政管理中的具体行政行为。

根据国家卫生计生委制定的《"十三五"全国卫生监督工作规划》(国卫监督发〔2017〕4号)所载,卫生监督工作主要是制定和组织实施卫生和计划生育法律法规执行情况监督检查的规划,依法组织部署和协调开展医疗卫生、公共卫生、计划生育、中医服务等卫生与健康领域综合监督管理与执法,依法依规查处违法行为,是依法推动健康中国建设、保障医药卫生体制改革、促进卫生计生系统法律法规有效实施、维护人民群众健康权益的有力保障。

加强卫生监督工作是推进社会治理体系建设、全面推进卫生与健康领域法治建设的重要举措,是推进职能转变、加强事中事后监管的重要内容,对推进健康中国建设具有十分重要的意义。牢固树立创新、协调、绿色、开放、共享的发展理念,按照中央"四个全面"战略布局和全国卫生与健康大会的要求,加强综合监管制度建设,推进监管重心转向全行业,努力建设统一、专业、高效的卫生计生综合监管和执法监督体系,形成各司其职、各负其责的良好局面,有效保障群众健康权益,是"十三五"时期卫生监督肩负的使命。

（二）卫生监督的特点

（1）具有规范性与制约性。卫生监督是一种卫生计生行政执法行为，以国家的法律、法规为依据，对违反法律法规的行为予以及时制止，并进行惩罚；同时对遵守法律法规的行为则予以引导。它通过对守法者的认可和对违法者的惩罚规范人们行为导向，以及制约相对人的法律义务，具有规范性和制约性的特点。

（2）具有预防性和促进性。预防为主是我国卫生计生工作的基本方针，卫生监督在对社会卫生事务或行为进行依法监督过程中，不是一种简单的消极被动的监督，而是必须积极主动地参与或渗透于监督对象的整个运作过程，提前发现和排除可能出现的危害健康的各种问题和潜在弊端，从而起到防患于未然的作用。同时卫生监督的目的也不仅是发现问题，查处卫生计生违法行为，而且还要通过对问题或违法行为的分析，找出和发现工作中的薄弱环节和产生问题的根源，对监督对象予以指导，提出有针对性的弥补措施和解决办法，具有预防性和促进性的特点。

（3）具有行政性和技术性。卫生监督是医学与法学、管理学等学科知识的综合运用，与一般的行政执法相比，具有很强的专业技术性。这是因为卫生监督保护的是人群健康这一特定的对象，维护的是医疗卫生、公共卫生、计划生育、中医服务等领域的各类秩序,必须要掌握大量的专业知识。其在执法手段上表现为专业知识与行政法制手段的综合,在方式上表现为指导与执法的统一,在依据上表现为法律法规与技术规范、标准的融合,具有行政性和技术性的特点。

(三) 卫生监督的方式

(1) 卫生计生行政许可。卫生计生行政执法主体应相对人的申请,通过颁发许可证、执照等形式,依法赋予相对人从事某种活动的法律资格或实施某种行为的法律权利,是国家管理公共事务的一种重要手段。

(2) 卫生计生行政确认。卫生计生行政执法主体依法对相对人的法律地位、法律关系和法律事实进行审查甄别,并予以确认或认可的卫生监督行为。

(3) 卫生监督检查。卫生计生行政执法主体依照职权对卫生监督相对人遵守法律、法规、规章等情况进行检查、了解、督促的卫生监督行为。卫生监督检查是为了防止和纠正卫生违法行为,保证卫生计生法的实施,分为预防性卫生监督和经常性卫生监督。

(4) 卫生计生行政处罚。卫生计生行政执法主体依据卫生计生法律、法规、规章对违反卫生计生行政管理秩序,但尚未构成犯罪的公民、法人和其他组织给予的惩罚。

(5)卫生计生行政强制。卫生计生行政主体为保障卫生监督管理目标的实现,依法采取强制手段促使相对人履行义务,或者为维护公共卫生利益、保护人民健康、安全,对有关场所和卫生监督相对人人身或财产采取的紧急性、即时性的强制措施的具体卫生计生监管行为。

(6)卫生计生行政指导。卫生计生行政执法主体在自身职责和任务的范围内,根据卫生计生监管工作的需要为监督管理相对人提供的一种服务性行为。卫生计生行政指导依据卫生计生法律规范的要求,采取较灵活的非强制性的方法,对管理相对人进行卫生计生专业和卫生计生法律方面的指导和帮助,促使其行为达到卫生计生法律规范的要求。

(7)卫生计生行政调解。卫生计生行政调解是指卫生计生行政执法主体依据法律、法规的规定,在双方自愿的基础上,对卫生计生法律关系平等主体间的民事权益纠纷依法进行调解,促使争议双方平等协商、自愿达成协议解决纠纷问题。

(8)卫生计生法制宣传教育。卫生计生法制宣传教育是指把卫生计生法律规范的基本内容向社会做广泛的传播,使人们能够得到充分的理解、认识和受到教育,从而自觉地遵守卫生计生法律规范的一种活动。通过卫生计生法制宣传教育能够促使人们遵纪守法,从而提高人们学法、用法、守法的自觉性,增强其卫生计生法制观念,促使其自觉地与违法行为作斗争。

(四) 卫生监督的分类

(1) 按卫生监督的工作内容分类,分为预防性卫生监督和经常性卫生监督。预防性卫生监督主要指依据卫生计生法律、法规对新建、改建、扩建的项目所开展的卫生审查和竣工验收等执法活动。开展预防性卫生监督旨在从源头上消除可能对公共卫生秩序和人民群众健康造成损害或伤害的潜在隐患或风险。经常性卫生监督主要是指卫生监督机构定期或不定期依据卫生计生法律、法规对卫生监督的相对人(以下简称相对人),包括公民、法人或其他组织遵守卫生计生法律、法规和规章的情况进行的日常性卫生监督活动。

(2) 按卫生监督的对象分类,分为公共卫生监督、医疗卫生监督和计划生育监督。公共卫生监督包括生活饮用水卫生监督、放射卫生监督、公共场所卫生监督、学校卫生监督以及传染病防治卫生监督等。医疗卫生监督包括依法监督医疗机构和采供血机构及其执业人员的执业活动,整顿和规范医疗服务市场,打击非法行医和非法采供血行为等。计划生育监督包括依法监督计划生育技术服务机构及人员,打击非医学需要的胎儿性别鉴定和选择性别的人工终止妊娠行为,开展计划生育相关法律法规执行情况的监督检查等。

(3)按卫生监督的行为分类,分为依职权卫生监督行为和依申请卫生监督行为,要式卫生监督行为和非要式卫生监督行为,羁束性卫生监督行为和裁量性卫生监督行为。依职权卫生监督是指卫生计生行政部门依据卫生计生法律、法规赋予的职权而无需行政相对人申请就能主动作出的行政行为,比如卫生监督检查,卫生计生行政处罚。依申请卫生监督行为是指卫生计生行政部门只有在行政相对人申请的条件下,依法作出的行政行为,比如行政许可等。要式卫生监督行为是指必须具备一定的法定形式(如书面文字或特定意义的符号)才能产生法律效力和后果的行政行为。非要式卫生监督行为是指法律、法规并没有要求卫生监督行为必须具备某种法定形式,具体采用何种形式由卫生计生行政部门在不违背法律、法规强制性规定的前提下依据情况自行选择适用。羁束性卫生监督行为是指凡是卫生计生法律、法规和规章对行为的内容、形式、程序、范围、手段等作了较详细、具体和明确规定,卫生计生行政部门必须严格依法实施的行政行为。裁量性卫生监督行为是指卫生计生法律、法规只规定了原则，而在执法实践中，卫生计生行政部门可以在符合立法目的和法定原则的前提下，在法定职责范围内自主裁量，对相对人作出适当处理的行为。

二、卫生监督相关制度

(一) 卫生监督执法责任制

为全面推进依法治国，推进健康中国建设，推进卫生计生综合执法，确保卫生计生法律法规的有效落实，国家卫生和计划生育委员会及相关部门发布《关于进一步加强卫生计生综合监督行政执法工作的意见》（国卫监督发〔2015〕91号）（以下简称《意见》）。《意见》指出，应建立健全监督执法责任制和责任追究制，严格确定各级卫生计生行政部门及综合监督行政执法机构、岗位执法人员监督执法责任和责任追究机制。

为规范卫生行政执法行为，落实行政执法责任，提高卫生行政执法水平，保障各项卫生法律、法规规章全面正确实施，2005年，原卫生部印发了《卫生行政执法责任制若干规定》（以下简称《规定》）。《规定》明确指出卫生行政执法责任制是卫生行政部门根据依法行政要求，以落实行政执法责任为核心，以卫生行政执法行为合法、规范、高效为基本要求，以卫生行政执法监督和过错责任追究为保障的行政执法工作制度。《规定》提出实行卫生行政执法责任制应当建立卫生行政执法激励机制和监督制约机制。《规定》要求各级人民政府卫生行政部门负责制定辖区内卫生行政执法责任制并组织实施；上级卫生行政部门负责对下级卫生行政部门落实卫生行政执法责任制情况进行监督检查。

（1）卫生监督执法责任制基本要求。一是要明确执法范围和工作任务；二是划分执法责任，如明确法定职责和权限范围，明确应当履行的法定义务，明确执法的目标和要求，明确应当承担的法律责任；三是要根据卫生行政执法范围和工作任务建立卫生行政执法岗位责任制，分别落实到各级负责人、各处室（执法机构）和具体执法人员。要落实卫生监督执法责任制，卫生行政部门要建立健全下列制度：重大行政处罚负责人集体讨论制度，卫生行政执法文书及档案管理制度，罚没收缴物品处理管理制度，卫生监督稽查制度，过错责任追究制度，卫生法律、法规、规章的培训制度，卫生监督信息统计报告制度，卫生行政执法考核评议和奖惩制度。其他的还要根据相关法律、法规、规章的规定建立起实施行政许可、行政处罚、监督检查、行政强制措施的工作程序；并且建立起投诉举报受理制度和案件移送制度。

(2)卫生监督执法责任制实施的评议考核。卫生行政部门要定期对本级及下一级卫生行政部门及所属执法机构和执法人员、卫生行政执法责任制的实施情况进行考核,对取得显著成绩的执法机构和执法人员予以表彰和奖励,对出现明显执法过错的应当追究责任。卫生行政部门的法制机构组织对卫生行政执法工作进行评议考核。

(3)卫生监督执法责任制过错责任追究。各级行政执法人员在执法活动中,故意违反法律法规规定或存在重大过失的,应当追究卫生监督执法过错责任,如超越法定权限执法的;认定事实不清、主要证据不足,导致行政行为有过错的;适用法律、法规、规章错误的;违反法定程序的;不履行法定职责的;滥用职权侵害公民、法人和其他组织的合法权益的;等等。对于因不可抗力导致行政行为错误,法律规定及标准、规范不明确或者有关解释不一致的执法过错不属于监督执法过错责任追究范围。对于过错行为情节轻微或者主动发现并及时纠正未造成不良后果的,可以从轻或免于追究过错责任。

(二) 政务公开制度

公开透明是法治政府的基本特征。全面推进

政务公开,让权力在阳光下运行,对于发展社会主义民主政治,提升国家治理能力,增强政府公信力执行力,保障人民群众知情权、参与权、表达权、监督权具有重要意义。

根据《国家卫生和计划生育委员会关于全面加强卫生计生法治建设的指导意见》(国卫法制发〔2015〕1 号),各级卫生计生行政部门应全面推进卫生计生政务公开,向社会全面公开部门职能、法律依据、实施主体、职责权限、管理流程、监督方式等事项;推进办事公开,涉及公民、法人或其他组织权利和义务的规范性文件,一律向社会公开;推行行政执法公示制度,推进政务公开信息化,加强互联网政务信息数据服务平台和便民服务平台建设。

(1)卫生监督政务公开内容。卫生计生行政部门应遵循合法、真实、便民的原则,及时、准确地公开政府信息。卫生计生行政部门应当主动向社会公开下列政府信息:

1)机构职能,包括卫生计生行政部门及内设机构、直属和联系单位等的机构设置、主要职责、领导简介以及办事指南等;

2)政策法规,包括卫生计生工作的法律、法规、部门规章和其他不涉密的规范性文件;

3)规划计划,包括卫生计生事业发展的中长期规划、卫生计生工作专项规划、年度卫生计生工

作要点、重要卫生计生专项工作方案等;

4) 卫生计生行政部门预算和决算;

5) 卫生计生行政部门作为审批主体的行政许可,其他审批事项的具体名称、依据、条件、数量、程序、期限、需要提交的全部材料目录、申请书示范文本、办理情况以及收费项目、依据和标准;

6) 卫生计生行政部门公告、通告,法定传染病疫情和突发公共卫生事件信息,以及干部任免、公务员考录、招标采购等其他需要社会公众广泛知晓或者参与的信息;

7) 工作动态,包括综合管理、人事管理、规划信息、财务管理、法制建设、体制改革、卫生应急、疾病防控、爱国卫生、医政医管、基层卫生、妇幼健康、食品安全、综合监督、药政管理、基层计生、家庭发展、流动人口、新闻宣传、健康促进、科技教育、国际合作、港澳台合作、精神文明、行风建设等方面政策措施的贯彻实施和监督检查情况;

8) 其他法律法规规定要求公开的事项。

(2) 卫生监督政务公开的方式。分主动公开和依申请公开两种。主动公开的范围包括机构职能、政策法规、规划计划、部门预算、部门决算、行政许可及其他审批事项、工作动态等。非主动公开内容,申请人可向各级卫生行政部门申请依申请公开。

(3) 卫生监督政务公开的程序。根据《中华人民共和国政府信息公开条例》第十三条、第二十条的规定,公民、法人或者其他组织可以根据自身生产、生活、科研等特殊需要向各级卫生行政部门申请获取相关涉及卫生监督方面的政务信息。公民、法人或者其他组织向卫生计生行政部门申请获取政府信息的,应当采用书面形式(包括数据电文形式);采用书面形式确有困难的,申请人可以口头提出,由受理该申请的卫生计生行政部门代为填写政府信息公开申请。政府信息公开申请应当包括:① 申请人的姓名或者名称、联系方式;② 申请公开的政府信息的内容描述;③ 申请公开的政府信息的形式要求。

对申请公开的政府信息,卫生计生行政部门根据下列情况分别作出答复:① 属于公开范围的,应当告知申请人获取该政府信息的方式和途径;② 属于不予公开范围的,应当告知申请人并说明理由;③ 依法不属于本卫生计生行政部门公开或者该政府信息不存在的,应当告知申请人,对能够确定该政府信息的公开机关的,应当告知申请人该行政机关的名称、联系方式;④ 申请内容不明确的,应当告知申请人作出更改、补充。

(三) 双公示制度

双公示是指行政许可和行政处罚信用信息公

示工作。根据《国务院办公厅关于运用大数据加强对市场主体服务和监管的若干意见》(国办发〔2015〕51号)第十八条、第十九条的要求,行政机关应当将行政许可、行政处罚等信息自作出行政决定之日起七个工作日内上网公开,并将政务公开信息和相关市场主体违法违规信息在"信用中国"网站公开,进一步加大政府信息公开和数据开放力度,提高行政管理透明度和政府公信力。

卫生计生双公示的总体要求。开展双公示工作,要以加快推进简政放权、放管结合、优化服务为基本出发点,确保公示信息准确、合法、无遗漏。卫生计生行政机关要按照法律、行政法规、地方性法规和地方政府规章,对行使的行政许可和行政处罚职权进行全面梳理,汇总形成行政许可和行政处罚目录。

卫生计生双公示工作的主要原则:

(1)坚持"公开为常态、不公开为例外"的原则。以法律法规及党中央、国务院和地方各级人民政府规范性文件为依据,除涉及国家秘密、商业秘密或个人隐私及其他依法不予公开外,将行政许可和行政处罚等信息规范、完整、清晰、准确地向社会公开,方便公民、法人和其他组织查询查看,自觉接受社会监督。

(2)坚持"分级共建,多方公示"的原则。充分利用在建的国家统一信用信息共享交换平台和已建的全国电子政务系统等信息化平台,实现各部门各地区信用信息资源交换共享。充分利用"信用中国"网站、各部门各地区门户网站及其他综合性政务门户网站等,不断拓展网上公示渠道,实现行政许可和行政处罚信息的全面公示。

（3）坚持"以点带面,以用促建"的原则。卫生计生行政许可和行政处罚信息关系到人民群众切身利益、经济健康发展和社会和谐稳定,应进行率先归集、率先公示。要在应用过程中健全公示机制,在应用中促进信息共享,在应用中完善基础设施建设。

卫生计生双公示的内容和标准。卫生计生行政机关应公示各项行政许可事项的行政许可决定书及其文号、设定依据、项目名称、行政相对人统一社会信用代码和审批部门等信息,以及作出行政许可决定的卫生计生行政机关认为应当公示的相关信息。卫生计生行政机关应公示各项行政处罚事项的行政处罚决定书文号、执法依据、案件名称、行政相对人统一社会信用代码、处罚事由、作出处罚决定的部门、处罚结果和救济渠道等信息,以及作出行政处罚决定的卫生计生行政机关认为应当公示的相关信息。

（四）"双随机"抽查机制

为贯彻落实党中央、国务院关于深化行政体制改革，加快转变政府职能，进一步推进简政放权、放管结合、优化服务的部署和要求，《国务院办公厅关于推广随机抽查规范事中事后监管的通知》(国办发〔2015〕58号)要求建立"双随机"抽查机制。国家卫计委依照前述通知，发布《国家卫生计生委办公厅关于印发开展随机抽查规范事中事后监管的实施方案的通知》(国卫办监督发〔2015〕52号)，对卫生计生领域的"双随机"抽查机制建设提出具体要求：

（1）坚持循序推进原则。在每年常规开展的国家卫生计生重点监督抽样检查工作中采用"双随机"抽查机制，坚持试点先行、逐步推开。

（2）建立"双随机"抽查机制。建立随机抽取检查对象、随机选派执法检查人员的"双随机"抽查机制，严格限制监管部门自由裁量权。建立健全检查对象名录库和执法检查人员名录库，通过摇号等方式，从检查对象名录库中随机抽取检查对象，从执法检查人员名录库中随机选派执法检查人员。推广运用电子化手段，对"双随机"抽查做到全程留痕，实现责任可追溯。

（3）确定随机抽查事项清单。按照卫生监督业务职能对卫生计生领域检查对象进行分类。在公共卫生、医疗卫生和计划生育监督工作中选取可运用"双随机"抽查机制进行监督检查的事项，列出清单。

（4）进行"双随机"抽查机制试点。选取3～4个省份开展试点工作，对试点省份相关人员进行培训，指导开展试点工作。通过试点查找问题，总结经验。

（5）对"双随机"抽查机制进行完善。根据在试点省份运行过程中发现的问题，对"双随机"抽查机制进行修改完善。

（6）在全国范围内开展"双随机"抽查工作。在全国范围内运用"双随机"抽查机制开展国家卫生计生重点监督抽样检查工作。

（五）权力清单制度

推行地方各级政府工作部门权力清单制度，是党中央、国务院部署的重要改革任务，是国家治理体系和治理能力现代化建设的重要举措，对于深化行政体制改革，建设法治政府、创新政府、廉洁政府具有重要意义。推行卫生计生权力清单制度的主要任务包括以下几个方面：

（1）全面梳理现有行政职权。卫生计生行政机关要对行使的直接面对公民、法人和其他组织的行政职权，分门别类进行全面彻底梳理，逐项列明设定依据,汇总形成部门行政职权目录。

（2）大力清理调整行政职权。在全面梳理基础上,要按照职权法定原则,对现有行政职权进行清理、调整。对没有法定依据的行政职权,应及时取消,确有必要保留的,按程序办理;可下放给下级部门的职权事项,应及时下放并做好承接工作;对虽有法定依据但不符合全面深化改革要求和经济社会发展需要的,法定依据相互冲突矛盾的,调整对象消失、多年不发生管理行为的行政职权,应及时提出取消或调整的建议。行政职权取消下放后,要加强事中事后监管。

（3）依法律法规审核确认。卫生计生行政机要对其工作部门清理后拟保留的行政职权目录,按照严密的工作程序和统一的审核标准,依法逐条逐项进行合法性、合理性和必要性审查。需修改法律法规的,要先修法再调整行政职权,先立后破,有序推进。在审查过程中,要广泛听取基层、专家学者和社会公众的意见。审查结果按规定程序由同级党委和政府确认。

（4）优化权力运行流程。对确认保留的行政职权,卫生计生行政机要按照透明、高效、便民原则,制定行政职权运行流程图,切实减少工作环节,规范行政裁量权,明确每个环节的承办机构、办理要求、办理时限等,提高行政职权运行的规范化水平。

（5）公布权力清单。经过确认保留的卫生计生行政职权，除保密事项外，要以清单形式将每项职权的名称、编码、类型、依据、行使主体、流程图和监督方式等，及时在政府网站等载体公布。

（6）建立健全权力清单动态管理机制。权力清单公布后，要根据法律法规立改废释情况、机构和职能调整情况等，及时调整权力清单，并向社会公布。建立权力清单的动态调整和长效管理机制。

（7）积极推进责任清单工作。在建立权力清单的同时，要按照权责一致的原则，逐一厘清与行政职权相对应的责任事项，建立责任清单，明确责任主体，健全问责机制。已经建立权力清单的，要加快建立责任清单；尚未建立权力清单的，要把建立责任清单作为一项重要改革内容，与权力清单一并推进。

（8）强化权力监督和问责。权力清单公布后，卫生计生行政机关要严格按照权力清单行使职权，切实维护权力清单的严肃性、规范性和权威性。要大力推进行政职权网上运行，加大公开透明力度，建立有效的权力运行监督机制。对不按权力清单履行职权的单位和人员，依纪依法追究责任。

（六）行政执法与刑事司法衔接制度

做好行政执法与刑事司法衔接工作，事关依

法行政和公正司法,事关经济社会秩序维护,事关人民群众切身利益保障。行政执法与刑事司法衔接工作机制的建立和完善可使危害社会主义市场经济秩序和社会管理秩序的犯罪行为受到刑事制裁,违法犯罪活动得到有力遏制。

在卫生计生监管领域,非医师行医、非法采供血、非医学需要的胎儿性别鉴定等行政违法行为可能涉嫌刑事犯罪,社会危害性较大。《关于进一步加强卫生计生综合监督行政执法工作的意见》(国卫监督发〔2015〕91 号)指出,健全行政执法与刑事司法衔接机制,应完善案件移送、协查的标准和程序,做好案件督办、部门之间案件移送以及跨区域案件协查工作。

课程二　卫生监督历史沿革与发展

一、卫生监督历史沿革与发展

卫生监督是维护公共卫生和保护健康的重要手段,是国家主体干预公共卫生和维护健康权益的强制力体现。人类运用法律手段监督、维护公共卫生和保护健康的历史可追溯到几千年以前。据文献记载,公元前 3000 年左右,古埃及国家就已颁布了一些医药卫生方面的法令。公元前 1600 年左右,我国殷商时期也开始颁布一些医药卫生方面的律令,用以管理医药卫生事务。17 世纪工业革命的发展,引起了生产技术的改革和社会关系的巨大改变,但也导致了流行病、职业卫生和妇幼卫生等威胁、危害劳动者健康和生命方面问题的出现。为解决这些问题,英国最早制定了公共卫生法规,在供水、排水、垃圾清理、食品卫生监督、疾病预防和污染行业等方面作了规定,开启了现代卫生监督的历史。

我国的卫生监督工作起始于公共卫生的管理,历史悠久,源远流长,早在《周易》之中就有着类似"护井公约"的内容。其他如《秦律》《汉律》《唐律》《元典章》《大明会典》《大清律》等均有医药卫生方面的规定。清朝末年,专门的卫生监督机构开始建立,"掌卫生警察之事。凡清道、防疫、检查食物、屠宰、考验医务、医科及官立医院各项事宜皆属之"。新中国建立以来,卫生监督工作开始逐步得到发展。1950 年 8 月,第一届全国卫生工作会议确立了"面向工农兵、预防为主、团结中西医"的卫生工作方针,其中"预防为主"的方针,成为我国公共卫生立法和卫生监督的指导原则。1953 年,经政务院第 167 次政务会议决定:在全国建立各级卫生防疫站,并分省、市、县三级,除防疫工作外,同时承担卫生监督工作。建国后近 30 年间,我国卫生监督工作一直参照前苏联模式,由卫生防疫机构实施执法,履行行政业务管理、技术服务和技术指导职能。十一届三中全会以后,我国的卫生法制建设和卫生监督工作得到迅速发展,《食品卫生法》《传染病防治法》《药品管理法》等法律逐步制定,各类法规和规章相继颁发。卫生监督队伍有了发展,基本上形成了劳动卫生、食品卫生、环境卫生、学校卫生、放射卫生、药品及传染病的监督监测网络。大量卫生监督执法活动得以开展。1990年5月，我国召开了建国后第一次全国卫生监督工作会议，提出中国卫生监督体系建设的方案，卫生监督工作进入一个新的法制管理和行政执法新阶段。

随着政府职能的转变和国家依法治国战略的全面推行，卫生监督工作作为行政执法的重要组成部分，仍由卫生防疫部门这一技术防治机构承担，已不能适应卫生监督的发展。1995年《食品卫生法》明确规定卫生行政部门是卫生监督执法主体，标志着我国卫生监督法律体系初步形成。1997年《中共中央、国务院关于卫生改革与发展的决定》（以下简称《决定》）为卫生监督的改革指明了方向，《决定》明确指出"到2000年初步建立起具有中国特色的包括卫生服务、医疗保障、卫生执法监督的卫生体系""各级卫生行政部门是卫生执法监督的主体，各级政府要支持和维护卫生行政部门统一行使卫生执法监督权，改革完善卫生执法监督体制"。1996年，卫生部《关于进一步完善公共卫生监督执法体制的通知》揭开了卫生监督体制改革的序幕，同年，上海首先成立了全国首家省级卫生监督机构。2000年，卫生部发布了《关于卫生监督体制改革的意见》要求，"按照依法执政、政事分开和综合管理的原则,调整卫生资源配置,理顺和完善现行卫生监督体制,建立结构合理、运转协调、行为规范、程序明晰、执法有力、办事高效的卫生监督新体制"。2001 年出台的《关于卫生监督体制改革实施的若干意见》明确"卫生监督所(局)在同级卫生行政部门领导下和上级卫生监督执行机构的指导下,依法在公共卫生、医疗保健等领域、包括健康相关产品、卫生机构(包括医疗、预防保健和采供血机构等)和卫生专业人员执业许可,开展综合型卫生监督执法工作"。2003年 7 月,中央政治局会议强调要"进一步加强疾病预防控制体系建设、卫生执法监督体系建设和医疗救治体系建设",2004 年,卫生部颁布 39 号部长令《关于加强卫生监督体系建设的若干意见》,以部门规章形式确立了卫生监督工作的职责任务和职能定位,随后卫生部相继出台了《关于卫生监督体系的若干规定》《卫生监督机构建设指导意见》《关于卫生监督体系建设的实施意见》等操作文件,全国卫生监督体制的改革突飞猛进。

　　随着经济社会发展,卫生监督在公共卫生和医疗卫生服务领域中的作用越来越明显,工作职能也在不断地调整。2006 年 10 月 23 日,中央政治局第三十五次集体学习的会议上,胡锦涛总书记强调:"要切实履行卫生监督执法职能,依法严厉打击各种危害人民群众身体健康和生命安全的违法行为。"2009年,中共中央国务院在《关于深化医药卫生体制改革的意见》中再次强调"健全卫生监督执法体系,加强城乡卫生监督机构能力建设"。2012年,十八大报告指出,要"重点推进医疗保障、医疗服务、公共卫生、药品供应、监管体制综合改革,完善国民健康政策,为群众提供安全有效方便价廉的公共卫生和基本医疗服务"。2013年,国家组建卫生和计划生育委员会,卫生监督被赋予新的内涵,计划生育监督与公共卫生监督、医疗服务监督一同组成了卫生监督的主要内容。2016年,习近平总书记在全国卫生与健康大会上强调,要着力推进基本医疗卫生制度建设,努力在分级诊疗制度、现代医院管理制度、全民医保制度、药品供应保障制度、综合监管制度五项基本医疗卫生制度建设上取得突破。按照党中央、国务院的决策部署,卫生监督工作在不断优化与完善,加快推进健康中国建设,保障人民健康权益。同年,国务院印发《"十三五"深化医药卫生体制改革规划》,要求建立严格规范的综合监管制度,完善与医药卫生事业发展相适应的监管模式,提高综合监管效率和水平,推进监管法制化和规范化,建立健全职责明确、分工协作、运行规范、科学有效的综合监管长效机制。

二、我国卫生监督
工作的成就

综观我国卫生监督工作半个多世纪的发展，我国卫生监督工作取得了巨大的成就：

（1）逐步形成适应社会主义市场经济体制要求的卫生监督体系。卫生监督体系进一步完善，卫生和计划生育监督资源整合全面推开，基层卫生监督力量逐步加强，卫生监督网络已延伸覆盖到乡村；建立实施了卫生监督人员规范化培训制度，组织开展全国卫生监督技能竞赛和执法比武，促进队伍整体素质不断提高；卫生监督信息化加快发展，行政许可、现场监督、行政处罚、一户一档、网络直报等核心业务管理系统升级改造有序推进，并顺利上线；建立了综合监督工作协调机制，组织开展卫生监督稽查和绩效考核，行政执法行为更加规范，监管工作更加主动；监督工作力度不断加大，公共卫生监督抽检合格率稳步提高，医疗监督全面加强，严厉打击非法行医，医疗机构依法执业水平不断提高，计划生育监督工作扎实推进，中医药监督机制不断完善。

（2）有效促进了卫生计生法治的建设。卫生计生行政部门坚持依法行政、严格依法履职，不断完善卫生计生治理体系与提高治理能力现代化水平,为实现"十三五"卫生计生事业发展良好开局提供了有力法治保障,在法治建设方面取得了如下进展及成效:

1)卫生计生法治工作机制不断创新完善。

国家卫生计生委组建以来,先后制定印发了《关于全面加强卫生计生法治建设的指导意见》《贯彻落实中共中央关于全面推进依法治国若干重大问题的决定具体分工方案》《卫生计生立法和规范性文件合法性审查工作管理办法》《贯彻〈法治政府建设实施纲要(2015—2020 年)〉实施方案》等一系列文件,强化顶层设计,落实法治建设主体责任,明确了新形势下卫生计生法治建设的指导思想、工作目标、主要任务、具体分工和进度安排。总体上看,适应当前卫生计生事业发展形势和任务需要的法治工作机制基本建立。

2)坚持立法与改革决策相衔接,以立法引领、推动和保障改革。

一是全力推进《基本医疗卫生与健康促进法》立法。《基本医疗卫生与健康促进法》是卫生与健康领域第一部基础性、综合性的法律,是全国人大常委会的立法规划项目,也是由国家卫生计生委牵头起草的一部法律项目。

二是统筹推进卫生计生重点立法项目。中央

决定实施全面两孩政策后,2015 年 12 月,全国人大常委会审议通过《关于修改〈中华人民共和国人口与计划生育法〉的决定》,全面两孩政策依法实施、有序推进。2016 年 12 月全国人大常委会审议通过《中医药法》,为中医药发展提供了基本法律依据。2016 年 4 月,国务院修订了《疫苗流通和预防接种管理条例》,进一步规范疫苗采购渠道,简化流通环节,加强配送管理,强化行政问责。

三是加强部门规章立改废释。国家卫生计生委组建以来,先后发布了《医师资格考试违纪违规处理规定》《医疗质量管理办法》等 13 件部门规章,有力促进了相关法律行政法规的贯彻实施。根据中央简政放权、深化行政审批制度改革的要求,国家卫生计生委对部门规章进行了全面清理,并向社会公布了规章清理结果和相关目录。

四是加强文件合法性审核。建立工作机制,将所有规范性文件纳入合法性审查范围,重点审核是否存在违规设定行政处罚、行政强制、行政许可、行政事业性收费,以及是否违法增加公民、法人和其他组织的义务,限制法律、法规、规章赋予公民、法人和其他组织的权利等情形,确保规范性文件的合法性。

3)落实中央简政放权要求,加快转变政府职能。

一是积极推进行政审批事项调整。截至 2016 年底,国家卫生计生委本级行政审批事项(底数 21 项)已全部取消下放 7 项,部分取消下放 2 项。中央指定地方实施的 34 项行政许可事项中,已取消 2 项;全部取消了以部门规章形式指定的具有行政许可性质的审批事项;将 4 项工商登记前置审批事项调整或明确为后置审批。

二是规范行政审批行为。制定国家卫生计生委本级行政审批事项的服务指南和审查工作细则,理顺审批流程、压缩审批时限、优化政务服务。加强行政审批事项信息公开,优化医疗机构审批机制。

三是加强事中事后监管。坚持"放、管、服"结合,印发《关于加强行政审批事中事后监管的意见》《关于开展随机抽查规范事中事后监管的实施方案的通知》,明确随机抽查事项清单。建立全国卫生监督领域检查对象名录库和执法检查人员名录库,积极推行电子证照工作。

四是推行负面清单制度并实行动态管理。制定《关于加快发展社会办医的若干意见》《医疗机构设置规划指导原则(2016—2020 年)》,合理把控公立医院规模,为社会办医预留发展空间。按照"非禁即入"原则,鼓励地方为社会资本申办医疗机构提供一站式服务。

4）健全完善综合监督执法体系，严格规范公正文明执法。

一是改革行政执法体制。2015年国家卫生计生委联合中央编办等五个部门印发《关于进一步加强卫生计生综合监督行政执法工作的意见》，推行卫生计生综合执法。

二是完善行政执法程序。制定《卫生监督执法全过程记录制度》，积极推进执法全过程记录工作。督促各地监督执法机构加强行政执法规范化建设，认真落实行政裁量基准制度。

三是加强医疗全行业监管。实行属地监管，将区域内医疗机构纳入属地监督机构统一监督范围。加大监督执法力度，扎实开展公共卫生、医疗卫生、计划生育监督检查。开展医疗机构依法执业专项监督检查，进一步加强医疗行业监管，整顿和规范医疗机构执业行为。

5）优化卫生计生公共服务，提高人民群众获得感。

一是持续改善医疗服务。2015年，国家卫生计生委联合国家中医药管理局启动为期三年的"进一步改善医疗服务行动计划"，优化服务流程，实施临床路径管理，开展优质护理服务，推行日间手术，缩短患者住院等候时间和住院时间，降低患者费用，推进远程医疗服务，提高优质医疗资源可及性。

二是配合完善生育政策做好妇幼健康服务。国家卫生计生委联合国家发展改革委、财政部等五个部门共同印发了《关于加强生育全程基本医疗保健服务的若干意见》，通过调整扩增、分级建档、联合互助等方式，着力缓解妇幼健康服务资源短缺与服务需求增长之间的矛盾。以高龄孕产妇为重点，全面部署加强孕产妇管理服务和临床救治工作，提高保障母婴安全服务能力。

三是不断完善食品安全国家标准和卫生标准体系。要加快制定修订粮食、植物油、肉类冷链规范等重点亟需的食品安全国家标准，强化标准服务，建立国家食品安全标准目录和查询、跟踪评价平台，服务企业和社会公众，畅通标准意见反馈渠道。

6）畅通渠道，依法化解矛盾纠纷。

一是健全依法化解纠纷解决机制，健全完善院内调解、人民调解、司法调解制度和医疗风险分担机制。二级以上医院普遍设立投诉管理部门，投诉渠道更加畅通便捷。医疗纠纷人民调解组织实现省级、地市级全覆盖。

二是深入推进信访法制化建设，全面推进依法分类处理群众信访诉求工作。在接访中，要认真做好教育疏导，积极引导群众依法就地表达诉求,依法逐级走访;认真办理群众来信,细化办理流程,严格办理程序,提高办信工作效能;依法稳妥办理行政复议和诉讼案件,坚决纠正行政不作为、乱作为和消极作为。

三是强化政务公开和政府信息公开,加强政务公开制度机制建设,深入推进机关和医疗卫生机构的信息公开,以"院务公开"医疗卫生机构信息公开的核心载体,积极推行决策公开、执行公开、管理公开、服务公开、结果公开"五公开"。

7) 加强法制宣传教育,提高卫生计生工作人员法治思维和依法行政能力。

一是扎实开展"七五"普法工作,发布《卫生计生系统法治宣传教育第七个五年规划（2016—2020 年)》,落实"谁执法、谁普法"的责任制,坚持卫生计生系统党委(党组)理论中心组学法、举办法制讲座、党校设置法制课、法制考试考核,突出国家工作人员和医疗卫生从业人员的学法用法工作,加强对公民的卫生计生法律法规宣传,提高其依法办事、依法维权的意识和能力。

二是加强领导干部和卫生计生工作人员学法用法,突出领导干部这个"关键少数",抓住国家工作人员这个"重点多数",印发《关于落实完善国家工作人员学法用法制度意见的通知》,推动领导干部学法用法制度化、规范化、常态化。

三是加强法律顾问制度建设,贯彻中央《关于推行法律顾问制度和公职律师公司律师制度的意见》,积极推动医疗机构加强法治建设,指导医院建立专门的法务部门或实行法律顾问制度,充分发挥法律顾问在辅助科学决策、防范化解医疗纠纷、构建和谐医患关系、推动医院发展等方面的作用。

在全球行政改革浪潮的影响下,在向小康社会的迈进过程中,我国对社会的管理将逐步取代对经济的管理。卫生监督作为社会管理的主要内容将越来越受到政府和社会的重视,卫生监督体制的改革也将不断深化。

参考文献

［1］ 樊立华.卫生法律制度与监督学.第 4 版.北京:人民卫生出版社,2017.

［2］ 《关于卫生监督体系建设的若干规定》(卫生部令第39 号).

［3］ 《中华人民共和国政府信息公开条例》(国务院令第492 号).

［4］ 《国务院办公厅关于运用大数据加强对市场主体服务和监管的若干意见》(国办发〔2015〕51 号).

［5］ 《国务院办公厅关于推广随机抽查规范事中事后监管的通知》(国办发〔2015〕58 号).

［6］ 《关于进一步加强卫生计生综合监督行政执法工作的意见》(国卫监督发〔2015〕91 号).

［7］ 《"十三五"全国卫生监督工作规划》(国卫监督发
〔2017〕4号).

［8］ 《关于全面推进政务公开工作的意见》(中办发
〔2016〕8号).

［9］ 《国家卫生计生委政府信息公开管理办法》.

［10］ 《国家卫生计生委2016年度法治政府建设工作情
况报告》.

［11］ 《"十三五"深化医药卫生体制改革规划》(国发
〔2016〕78号).

［12］ 国家发展改革委《关于认真做好行政许可和行政处
罚等信用信息公示工作的通知》(发改电〔2015〕
557号).

［13］ 《关于推行地方各级政府工作部门权力清单制度的
指导意见》(中办发〔2015〕21号).

［14］ 《国家卫生计生委2016年度法治政府建设工作情
况报告》(http://www.nhfpc.gov.cn/fzs/s3578/
201709/713971c7f03d4e94bdc31109754c4c2b.shtml
访问时间：2018年2月6日).

模块三
卫生监督执法依据

卫生监督执法依据,是指卫生监督活动借以成立的依据。卫生监督作为国家管理社会卫生计生事务的一项政府职能,是卫生监督主体在党和国家卫生计生政策的指导下,依据法定职权,将卫生计生法律规范,包括技术法规适用于现实社会卫生计生关系、依法处理具体卫生计生行政事务的活动。因此,卫生计生法律、法规、规章和技术法规既是卫生监督主体赖以存在并拥有卫生监督公共职权的根源,也是卫生监督主体实施各项卫生监督职能和作出各种卫生监督行为的依据。

一、卫生监督政策依据

(一) 卫生监督政策依据概述

1. 卫生监督政策依据的概念

　　政策是党和国家为实现一定历史阶段的任务

制定的行动纲领或准则。卫生监督政策依据,一般是指党的机关、权力机关、行政机关等在一定的时期制定的对卫生监督具有规范性、指导性的有关政策性文件。卫生监督主体在实施卫生监督的过程中,对这些文件都需要贯彻执行,应当作为卫生监督的依据,如《"十三五"卫生与健康规划》提出的加强监督执法体系建设。改革和完善卫生计生综合监督行政执法工作,整合卫生计生执法资源,健全完善卫生监督执法体系,推动执法重心下移;完善常态化监管机制,加强事中事后监管,实行"双随机"抽查机制,加强全行业监管;建立健全国家重点监督抽检网络;强化依法行政,严格行政执法,提高卫生计生行政执法能力和水平;开展重要卫生计生法律法规落实情况监督检查;健全行政执法制度,围绕社会高度关注、涉及群众切身利益的卫生计生突出问题,大力开展专项整治、重点监督检查和经常性督导检查,严厉打击违法行为;建立健全监督执法责任制和责任追究制;加强卫生计生综合监督行政执法队伍建设;强化监督执法能力建设,完善监管信息系统,推进信息披露和公开,提高监督执法效率;建立健全行业诚信体系和失信联合惩戒机制,建立医药卫生行业"黑名单"制度;这些都是现阶段我国卫生监督必须贯彻落实的重要政策依据。

2. 政策与法律的关系

(1) 政策与法律的相同点。

在我国,政策与法律在经济基础、体现的意志、思想理论基础和根本任务等方面都是一致的:① 政策与法律都建立在社会主义经济基础之上,由社会主义经济基础决定并为其服务;② 体现的是广大人民的意志和共同利益;③ 都以马克思列宁主义、毛泽东思想、邓小平理论和“三个代表”重要思想、科学发展观、新时代中国特色社会主义思想作为指导思想;④ 以促进和保障社会主义建设事业、促进社会生产力发展、促进社会进步为己任。

(2) 政策与法律的区别。

政策与法律在制定的机关和程序、表现形式、调整的范围和方式、稳定性程度等方面,都有区别:① 制定主体。制定主体主要有政府制定的国家政策、党制定的政策,有地方机关制定的地方政策,有党和国家针对某一方面制定的具体政策,如宗教政策、民族政策、外交政策等;法律是由国家机关依据法定程序通过制定和认可的方式创制的;② 表现形式。政策的表现形式通常为纲领、决议、宣言、社论等,其内容比较原则、概括,很少以具体的条文来表述;法律通常采用成文法的形式表现出来,我国法律的表现形式有宪法、法律、行政法规、规章等,也有一些国家采取判例法的形式;③ 调整范围。政策调整的范围非常广泛,政策不仅要处理已经发生的问题,而且要对正在形成或将要出现的问题作出反应,因而可以采取灵活多样的措施,具有较大的灵活性;法律调整的对象往往是较为稳定的社会关系,是对既有的社会关系的确认、保护和控制,法律一旦制定出来,就要相对稳定地存在一个时期,不能朝令夕改;④ 实施方式。政策主要依靠宣传员和说服教育;法律以国家强制力保证其实施。

在我国,政策与法律的关系一直是社会主义法制建设过程中面临的一个突出问题,我们要正确认识和把握政策与法律的关系。一方面,坚持依法治国的同时,不能完全忽视政策的作用,在复杂变化的社会中,政策具有不可替代的地位和重要性;另一方面,也要反对政策至上的倾向,不可把政策当成社会调整的主要手段。党对国家的领导,需要通过国家政权来实现,而国家政权的组织和运作仅仅依靠政策是远远不够的,现代国家应当是实行民主政治和法治的国家,我们要建立社会主义法治国家,不仅需要政策,更需要法律,我们应该坚持依法办事,维护法律的稳定性和权威性,同时,又要根据新政策的精神适时地对法律作出修订,以使政策和法律的内容和原则互相协调。

(二) 政策对卫生监督的作用

在我国,政策与法律作为两种社会规范、两种社会调整手段,均承担着各自的职能,发挥着各自不可替代的作用。政策对卫生监督的作用,主要表现在以下几个方面:

1. 指导卫生监督立法

政策指导卫生监督的立法工作,并调整、修改有关的卫生计生管理的法规和规章,及时调整卫生监督的重点和计划。党的政策以科学的世界观、方法论为理论基础,正确反映客观规律,这是对人民共同意志和利益的高度概括和集中体现。制定卫生监督法律、法规须以党的政策为依据,即在整个立法过程中,参考当时党和国家政策的总体精神,体现党的行动纲领和一些基本国策,对那些经过检验的、比较成熟的政策,通过法定机关和程序将其上升为法律规范。

2. 指导卫生监督法律规范的适用

政策指导卫生监督主体正确地适用卫生计生法律、法规和规章,处理相关的卫生计生事务,作出恰当的裁量。政策对卫生计生法律规范的执行具有指导作用。卫生监督主体在执法过程中,不仅要通晓卫生计生法律规范,而且要熟悉国家和党在各个时期所制定的政策,具有较高的政策水平,只有这样,才可能正确地适用卫生计生法律、法规和规章,处理相关的卫生计生事务,作出恰当的裁量。

3. 指导卫生监督措施的实施

政策指导卫生监督主体在国家尚未立法的有关方面实施必要的卫生监督措施。由于法是在党的政策指导下制定的,而党的政策能及时反映客观情况,因而卫生监督主体在卫生计生行政执法过程中,在卫生计生法律规范不明确、不具体,甚至没有法律规定而又需要对事务加以处理的情况下,政策可以作为法律的非正式渊源,代行法律的作用,弥补法律规范的不足。

二、卫生监督法律依据

(一) 卫生监督法律依据概述

1. 卫生监督法律依据的概念

卫生监督法律依据,是指卫生监督主体在实施卫生监督,作出卫生监督行为时遵照执行的法律、法规和规章的总和。《行政处罚法》规定:公民、法人或者其他组织违反行政管理秩序的行为,应当给予行政处罚的,依照本法由法律、法规或者规章规定,并由行政机关依照本法规定的程序实施。没有法定依据或者不遵守法定程序的,行政处罚无效。因此,卫生监督主体在实施卫生监督,作出卫生监督行为时必须以相应的法律、法规和规章作为依据,没有法定依据或者与法律依据不一致的卫生监督行为则是无效的行为,既不能产生法律效力,也不可能约束卫生监督相对人的行为。

2. 卫生监督法律依据的特征

卫生监督所依据的卫生计生法律、法规和规章,具有法律的一般属性,和其他法律部门相比,又有自己的基本特征:

(1) 调整的范围广泛。我国卫生计生法律调整的范围非常广泛,涉及了社会生活的各个领域,调整卫生计生组织管理关系、卫生计生资源和卫生计生经济关系、卫生计生服务与生命健康权益保障关系、生命与科学技术关系、国际卫生关系等。

(2) 与医学发展紧密联系。医学发展促进了许多卫生计生法律、法规的产生,卫生计生知识及研究成果被运用到卫生计生立法中,使法律的内容科学化。

(3) 融入大量技术规范。在许多卫生计生法律规范中都可以看到不少技术法规、操作规程和卫生计生标准,而这是绝大多数法律规范所没有的。

(4) 采用多种调节手段。卫生计生法律不像其他一些法律部门,它调整的社会关系相对复杂,难以仅仅采用一两种调节手段,它既要采用纵向的行政手段来调整卫生计生行政管理活动中产生的社会关系,又要采用横向的契约手段来调整卫生计生服务活动中的权利义务关系,并通过民事的、行政的、刑事的各种手段保证卫生计生法律规范的实施。

(5)反映社会共同要求。在人类文明不断发展的今天,健康问题受到越来越大的关注,全世界都在探求人人享有卫生计生保健和清洁卫生适宜环境,预防和消灭疾病,保护人体健康,促进经济发展的途径和措施。而卫生计生法律规范的根本任务就是预防和消灭疾病,改善人们劳动和生活环境的卫生计生条件,以保护人体健康,促进经济发展,这是全人类根本利益、长远利益所在,是全社会的共同要求。

(二)卫生监督法律依据的形式

1. 宪法中有关卫生计生的规定

宪法是我国的根本大法,是由最高国家权力机关通过和修改的国家的总章程。在内容上,宪法规定国家最根本的问题;在法律效力上,宪法具有最高的法律效力,是普通法律的立法依据和基础;在制定和修改的程序上,宪法的要求更加严格。

我国宪法第二十一条规定:国家发展医疗卫生事业,发展现代医药和我国传统医药,鼓励和支持农村集体经济组织、国家企事业组织和街道组织举办各种医疗卫生设施,开展群众性的卫生活动,保护人民健康;第二十五条规定:国家推行计划生育,使人口的增长同经济和社会发展计划相适应;第三十三条规定:国家尊重和保障人权;第四十五条规定:中华人民共和国公民在年老、疾病或者丧失劳动能力的情况下,有从国家和社会获得物质帮助的权利。国家发展为公民享受这些权利所需要的社会保险、社会救济和医疗卫生事业;第四十九条规定:婚姻、家庭、母亲和儿童受国家的保护;夫妻双方有实行计划生育的义务。宪法的这些规定是制定卫生计生法律、法规的来源和基本依据,也是我国卫生监督的法律依据。

2. 卫生计生法律

卫生计生法律,是指由全国人民代表大会及其常务委员会制定颁布的有关卫生计生方面的规范性文件。它又分为两种,一是由全国人民代表大会制定的卫生计生基本法;二是由全国人民代表大会常务委员会制定的卫生计生法律。

卫生计生基本法是为了落实宪法关于国家发展医疗卫生事业,保护人民健康、引领医药卫生事业改革和发展大局、推动和保障健康中国战略的实施而制定的基础性、综合性的法律。2017 年年底,《中华人民共和国基本医疗卫生与健康促进法(草案)》基本形成,拟通过立法反映医疗卫生事业基本规律,明确中国特色的基本医疗卫生制度和医疗卫生事业的发展方向;明确公民的基本健康权益;明确各级政府在保障公民基本健康权益和推动健康工作方面的责任。

截至 2018 年 1 月,国家颁布并实施的常用卫生计生法律有以下这些:《中华人民共和国药品管理法》《中华人民共和国传染病防治法》《中华人民共和国母婴保健法》《中华人民共和国献血法》《中华人民共和国执业医师法》《中华人民共和国职业病防治法》《中华人民共和国食品安全法》《中华人民共和国精神卫生法》《中华人民共和国人口与计划生育法》《中华人民共和国中医药法》。

此外,无论是基本法律,比如《刑法》《民法总则》《民法通则》,还是基本法律以外的其他法律,比如《侵权责任法》《环境保护法》等有关卫生方面的法律规定,都是我国卫生监督的法律依据。

3. 卫生计生行政法规

卫生计生行政法规,是指由国务院根据宪法和法律制定颁布的有关卫生计生行政管理方面的规范性文件。国务院是我国最高国家权力机关的执行机关,是国家最高行政机关,它所制定和发布的卫生计生行政法规、决定、命令等规范性文件,对在全国范围内贯彻执行卫生计生法律,完成国家的卫生计生工作任务和卫生计生管理职能,具有十分重大的作用。卫生计生行政法规的地位和效力,低于卫生计生法律,但高于各级地方国家权力机关和行政机关制定的有关卫生计生方面的规范性文件,是地方性卫生计生法规制定的依据之一。以下是部分常用卫生计生行政法规:《中华人民共和国母婴保健法实施办法》《医疗机构管理条例》《医疗事故处理条例》《医疗废物管理条例》《血液制品管理条例》《护士条例》《公共场所卫生管理条例》《突发公共卫生事件应急条例》《病原微生物实验室生物安全管理条例》《计划生育技术服务管理条例》《疫苗流通和预防接种管理条例》《麻醉药品和精神药品管理条例》《学校卫生工作条例》。

4. 地方性卫生计生法规

地方性卫生计生法规,是指省、直辖市及省会所在地的市和经国务院批准的较大的市的人大及其常委会,根据国家授权或为贯彻执行国家法律,根据本行政区域的具体情况和实际需要,在法定权限内制定、颁布的有关卫生计生方面的规范性文件。地方性卫生计生法规只在本辖区范围内有效,其地位和效力低于卫生计生法律和卫生计生行政法规,不得与卫生计生法律和卫生计生行政法规相抵触,否则无效。

5. 卫生计生自治法规

卫生计生自治法规,是指民族自治地方的国

家权力机关行使法定自治权所制定、颁布的有关卫生计生方面的规范性文件。卫生计生自治法规只在民族自治机关的管辖区域内有效。

6. 卫生计生行政规章

卫生计生行政规章,分为部门规章和地方政府规章,是指有关行政机关依法制定的有关卫生计生行政管理的规范性文件。按制定的主体来分,可分国务院卫生计生行政部门制定发布的卫生计生行政规章;省、自治区、直辖市人民政府制定发布的卫生计生行政规章;省、自治区、直辖市人民政府所在地的市和经国务院批准的较大的市的人民政府制定发布的卫生计生行政规章。这三种类型的卫生计生行政规章的法律效力等级是不同的,国务院卫生计生行政部门制定发布的卫生计生行政规章的效力高于省、自治区、直辖市人民政府制定发布的卫生计生行政规章,在全国有效;省、自治区人民政府制定发布的卫生计生行政规章的效力高于其下级人民政府制定发布的卫生计生行政规章。卫生计生行政规章不得与卫生计生法律相抵触。

根据国家卫生计生委 2018 年第 1 号公告,截至 2017 年 12 月 31 日,国家卫生计生委现行有效部门规章有 91 件,参见下表:

序号	制定机关	规章名称	公布日期	实施日期
1	卫生部 劳动 人事部	各级妇幼保健机构编制标准(试行)	1986.1.22	1986.1.22
2	卫生部	禁止食品加药卫生管理办法	1987.10.22	1987.10.22
3	最高人民 法院 最高人民 检察院 公安部 司法部 卫生部	精神疾病司法鉴定暂行规定	1989.7.11	1989.8.1
4	卫生部	卫生监督员管理办法	1992.5.11	1992.5.11
5	卫生部	外国医师来华短期行医暂行管理办法	1992.10.7	1993.1.1
6	卫生部 司法部 卫生部	女职工保健工作规定	1993.11.26	1993.11.26
7	卫生部	医疗机构管理条例实施细则	1994.8.29	1994.9.1
8	卫生部	医疗机构诊疗科目名录	1994.9.5	1994.9.5
9	卫生部	医疗机构基本标准(试行)	1994.9.2	1994.9.2
10	卫生部	灾害事故医疗救援工作管理办法	1995.4.27	1995.4.27
11	卫生部	医疗机构评审办法	1995.7.21	1995.7.21

序号	制定机关	规章名称	公布日期	实施日期
12	卫生部	母婴保健专项技术服务许可及人员资格管理办法	1995.8.7	1995.8.7
13	卫生部	卫生行政处罚程序	1997.6.19	1997.6.19
14	卫生部	全国卫生统计工作管理办法	1999.2.25	1999.2.25
15	国家计生委	计划生育统计工作管理办法	1999.3.19	1999.7.1
16	卫生部人事部	具有医学专业技术职务任职资格人员认定医师资格及执业注册办法	1999.6.28	1999.6.28
17	卫生部	医师资格考试暂行办法	1999.7.16	1999.7.16
18	卫生部铁道部交通部民航总局	国内交通卫生检疫条例实施方案	1999.9.16	1999.9.16
19	卫生部外经贸部	中外合资、合作医疗机构管理暂行办法	2000.5.15	2000.7.1
20	卫生部	医疗气功管理暂行规定	2000.7.10	2000.7.10
21	国家计生委	计划生育系统统计调查管理办法	2000.11.2	2001.1.1
22	卫生部	人类辅助生殖技术管理办法	2001.2.20	2001.8.1

序号	制定机关	规章名称	公布日期	实施日期
23	卫生部	人类精子库管理办法	2001.2.20	2001.8.1
24	国家计生委	计划生育技术服务机构执业管理办法	2001.11.6	2001.11.6
25	国家计生委	计划生育技术服务管理条例实施细则	2001.12.29	2001.12.29
26	国家计生委	病残儿医学鉴定管理办法	2002.1.18	2002.1.18
27	卫生部	医疗美容服务管理办法	2002.1.22	2002.5.1
28	卫生部	国家职业卫生标准管理办法	2002.3.28	2002.5.1
29	卫生部	消毒管理办法	2002.3.28	2002.7.1
30	卫生部	医疗事故技术鉴定暂行办法	2002.7.31	2002.9.1
31	卫生部	产前诊断技术管理办法	2002.12.13	2003.5.1
32	国家人口计生委	流动人口计划生育管理和服务工作若干规定	2003.12.1	2004.1.1
33	卫生部	传染性非典型肺炎防治管理办法	2003.5.12	2003.5.12
34	卫生部	医疗卫生机构医疗废物管理办法	2003.10.15	2003.10.15

（续表）

序号	制定机关	规章名称	公布日期	实施日期
35	卫生部	突发公共卫生事件与传染病疫情监测信息报告管理办法	2003.11.7	2003.11.7
36	卫生部	卫生行政许可管理办法	2004.11.17	2004.11.17
37	卫生部	关于卫生监督体系建设的若干规定	2005.1.5	2005.1.5
38	卫生部	医疗机构传染病预检分诊管理办法	2005.2.28	2005.2.28
39	卫生部	医师外出会诊管理暂行规定	2005.4.30	2005.7.1
40	卫生部	传染病病人或疑似传染病病人尸体解剖查验规定	2005.4.30	2005.9.1
41	卫生部	血站管理办法	2005.11.17	2006.3.1
42	卫生部	可感染人类的高致病性病原微生物菌（毒）种或样本运输管理规定	2005.12.28	2006.2.1
43	卫生部	放射诊疗管理规定	2006.1.24	2006.3.1
44	卫生部等9部委	尸体出入境和尸体处理的管理规定	2006.7.3	2006.8.1
45	卫生部	医院感染管理办法	2006.7.6	2006.9.1
46	国家人口计生委	计划生育药具工作管理办法（试行）	2006.7.20	2006.9.1

序号	制定机关	规章名称	公布日期	实施日期
47	卫生部	人间传染的高致病性病原微生物实验室和实验活动生物安全审批管理办法	2006.8.15	2006.8.15
48	卫生部	传统医学师承和确有专长人员医师资格考核考试办法	2006.12.21	2007.2.1
49	卫生部	处方管理办法	2007.2.14	2007.5.1
50	卫生部	放射工作人员职业健康管理办法	2007.6.3	2007.11.1
51	卫生部商务部	《中外合资、合作医疗机构管理暂行办法》的补充规定	2007.12.30	2008.1.1
52	卫生部	单采血浆站管理办法	2008.1.4	2008.3.1
53	卫生部	护士执业注册管理办法	2008.5.6	2008.5.12
54	卫生部	预防接种异常反应鉴定办法	2008.9.11	2008.12.1
55	卫生部商务部	《中外合资、合作医疗机构管理暂行办法》的补充规定二	2008.12.7	2009.1.1
56	卫生部	香港、澳门特别行政区医师在内地短期行医管理规定	2008.12.29	2009.3.1
57	卫生部	台湾地区医师在大陆短期行医管理规定	2009.1.4	2009.3.1

序号	制定机关	规章名称	公布日期	实施日期
58	卫生部	新生儿疾病筛查管理办法	2009.2.16	2009.6.1
59	卫生部	卫生部决定废止的部门规章目录(23件)	2009.5.27	2009.5.27
60	卫生部	人间传染的病原微生物菌(毒)种保藏机构管理办法	2009.7.16	2009.10.1
61	卫生部	食品添加剂新品种管理办法	2010.3.30	2010.3.30
62	卫生部 人力资源 社会 保障部	护士执业资格考试办法	2010.5.10	2010.7.1
63	卫生部 教育部	托儿所幼儿园卫生保健管理办法	2010.9.6	2010.11.1
64	卫生部	食品安全国家标准管理办法	2010.10.20	2010.12.1
65	卫生部	卫生部决定废止和宣布失效的部门规章目录(48件)	2010.12.28	2010.12.28
66	卫生部	公共场所卫生管理条例实施细则	2011.3.10	2011.5.1
67	卫生部	卫生部决定废止的部门规章目录(7件)	2011.6.23	2011.6.23
68	卫生部	抗菌药物临床应用管理办法	2012.4.24	2012.8.1

序号	制定机关	规章名称	公布日期	实施日期
69	卫生部	医疗机构临床用血管理办法	2012.6.7	2012.8.1
70	卫生部	卫生行政执法文书规范	2012.9.6	2012.12.1
71	卫生部	性病防治管理办法	2012.11.23	2013.1.1
72	卫生部	职业病诊断与鉴定管理办法	2013.2.19	2013.4.10
73	卫生部	结核病防治管理办法	2013.2.20	2013.3.24
74	国家卫生计生委	新食品原料安全性审查管理办法	2013.5.31	2013.10.1
75	国家卫生计生委	国家卫生计生委决定废止的部门规章目录(7件)	2013.9.6	2013.9.6
76	国家卫生计生委	院前医疗急救管理办法	2013.11.29	2014.2.1
77	国家卫生计生委	医师资格考试违纪违规处理规定	2014.8.10	2014.9.10
78	国家卫生计生委	职业健康检查管理办法	2015.3.26	2015.5.1
79	国家卫生计生委	国家卫生计生委关于修订《单采血浆站管理办法》的决定	2015.5.27	2015.5.27
80	国家卫生计生委	国家卫生计生委决定废止的部门规章目录(25件)	2016.1.19	2016.1.19

序号	制定机关	规章名称	公布日期	实施日期
81	国家卫生计生委	国家卫生计生委关于修改《外国医师来华短期行医暂行管理办法》等8件部门规章的决定	2016.1.19	2016.1.19
82	国家卫生计生委工商总局食品药品监管总局	禁止非医学需要的胎儿性别鉴定和选择性别人工终止妊娠的规定	2016.3.28	2016.5.1
83	国家卫生计生委	医疗质量管理办法	2016.9.25	2016.11.1
84	国家卫生计生委	涉及人的生物医学研究伦理审查办法	2016.10.12	2016.12.1
85	国家卫生计生委	国家卫生计生委关于修改《医疗机构管理条例实施细则》的决定	2017.2.21	2017.4.1
86	国家卫生计生委	医师执业注册管理办法	2017.2.28	2017.4.1
87	国家卫生计生委	中医诊所备案管理暂行办法	2017.9.22	2017.12.1
88	国家卫生计生委	中医医术确有专长人员医师资格考核注册管理暂行办法	2017.11.10	2017.12.20
89	国家卫生计生委	卫生计生系统内部审计工作规定	2017.11.20	2018.1.1

序号	制定机关	规章名称	公布日期	实施日期
90	国家卫生计生委	国家卫生计生委决定废止的部门规章目录（4件）	2017.12.13	2017.12.13
91	国家卫生计生委	国家卫生计生委关于修改《新食品原料安全性审查管理办法》等7件部门规章的决定	2017.12.26	2017.12.26

7. 卫生国际条约

卫生国际条约，是指我国与外国缔结或者我国加入并生效的国际法规范性文件。它可由全国人民代表大会常务委员会决定同外国缔结卫生条约和卫生协定，或由国务院按职权范围同外国缔结卫生条约和卫生协定。卫生国际条约虽然不属于我国国内法的范畴，但是我国签订或加入的条约一旦生效，除我国声明保留的条款外，对我国都具有约束力。

(三) 卫生监督法律依据的效力等级

卫生计生法律规范作为卫生监督依据在具体适用中效力是不同的。监督员在实际工作中不仅要掌握卫生监督的依据所在，而且要熟悉卫生监督依据的效力等级性。

1. 卫生监督法律依据的效力层次

卫生监督法律依据按照制定机关的不同和法律形式的不同,可以分为五个不同的层次:

第一层次,宪法。宪法是国家的根本大法,所规定的内容是社会和国家生活中最根本的问题,是国家一切立法的基础,具有最高法律效力。

第二层次,卫生计生法律。卫生计生法律主要是全国人大及其常委会制定的卫生计生单行法律,规定卫生计生某一方面的基本问题,确立基本制度,规范社会卫生计生关系,保护社会公共卫生和人体健康,是制定卫生计生行政法规和卫生计生部门规章的依据。

第三层次,卫生计生行政法规。卫生计生行政法规是国务院以宪法和卫生计生法律为依据,针对某一特定的卫生计生调整对象而制定。

第四层次,卫生计生部门规章。卫生计生部门规章由国务院卫生计生行政主管部门单独或者与其他部委为贯彻执行卫生计生法律法规联合制定发布,是卫生计生法律和法规的补充。

第五层次,地方性卫生计生法规。地方性卫生计生法规是省、自治区、直辖市及设区的市的人大及其常委会为执行国家有关卫生计生法律、卫生计生行政法规,根据本行政区域的实际需要而制定的规范性文件。

2. 卫生监督法律依据的适用规则

（1）上位法优于下位法。除宪法中相关的卫生计生方面的法律规定具有最高法律效力以外，当不同位阶的卫生监督法律依据发生冲突时，应当选择适用位阶高的卫生监督法律依据。效力等级高的是上位法，效力等级低的是下位法。

（2）特别法优于一般法。同一机关制定的卫生计生法律、法规、规章、卫生计生自治条例和单行条例与一般规定不一致时，适用特别规定。

（3）新法优于旧法。同一机关制定的卫生计生法律、法规、规章、卫生计生自治条例和单行条例，新的规定与旧的规定不一致的，适用新的规定。

（4）同位阶的具有同等法律效力。卫生计生部门规章之间、卫生计生部门规章与地方政府卫生规章之间具有同等法律效力，在各自的权限范围内施行。

三、卫生监督技术依据

（一）卫生监督技术依据的概念

卫生监督技术依据，是指卫生监督主体在实施卫生监督，作出卫生监督行为时所遵照执行的技术法规。

技术法规是规定技术要求的法规，它或者直

接规定技术要求,或者通过引用标准、规范或规程提供技术要求,或者将标准、规范或规程的内容纳入法规中。技术法规可附带技术指导,列出为遵守法规要求可采取的某些途径,即视同符合条款。

根据我国《标准化工作指南》(GB/T 20000.1—2014),标准是指通过标准化活动,按照规定的程序经协商一致制定,为各种活动或其结果提供规则、指南或特性,供共同使用和重复使用的文件。

规范,是规定产品、过程或服务应满足的技术要求的文件。适宜时,规范宜指明可以判定其要求是否得到满足的程序;规范可以是标准、标准的一个部分或标准以外的其他标准化文件。

规程,是为产品、过程或服务全生命周期的有关阶段推荐良好的惯例或程序的文件。规程可以是标准、标准的一个部分或标准以外的其他标准化文件。

(二) 卫生标准

1. 卫生标准的概念

根据《国家卫生和计划生育委员会关于印发国家卫生标准委员会章程和卫生标准管理办法的通知》附件 2《卫生标准管理办法》,卫生标准是指为实施国家卫生计生法律法规和政策,保护人体健康,在研究与实践的基础上,对职责范围内涉及人体健康和医疗卫生服务等事项制定的各类技术规定。

卫生标准以保障人体健康为目的,以医药卫生科学成果和实践经验为依据,针对人的生存、生活、劳动和学习等有关的各种自然、人为环境因素和条件所作的一系列量值规定,以及为保证实现这些规定所必须的技术行为规定和管理要求,通过标准化活动,按照规定的程序经协商一致制定,并以特定程序和形式颁布的统一规定。根据国家卫生计生委办公厅 2014 年发布的《关于印发卫生标准工作五年规划(2014—2018 年)的通知》,截至 2014 年现行有效的卫生标准达 1 100 多项,涉及的领域从以公共卫生为主发展到公共卫生、医疗领域兼顾。医疗领域的卫生标准迈出坚实步伐,卫生信息、营养等标准从无到有,法定传染病、职业病诊断标准基本实现全覆盖,初步形成了覆盖职业卫生、放射卫生、环境卫生、学校卫生、传染病、消毒、血液、医疗服务等 17 个专业的标准体系,较好地满足并保障了广大人民群众的健康需求。

卫生标准是标准的重要组成部分,是国家标准化工作的重要内容。卫生标准具有一般标准的基本属性和性质,又具有医药卫生行业的基本属性和性质。卫生标准既是医药卫生科学的重要内容,又是国家重要的技术法规,是卫生计生行政部门进行卫生监督的法定依据。

2. 国家卫生标准委员会

国家卫生标准委员会是国家卫生和计划生育委员会(以下简称国家卫生计生委)领导下的卫生标准技术管理组织,由卫生标准管理委员会和各专业卫生标准委员会组成。

卫生标准专业委员会的工作职责是:① 协助相关业务司局提出本专业领域标准发展规划和标准年度制定、修订计划;② 协助组织标准的制定、修订工作;对下达的标准制定、修订项目执行情况进行管理;③ 评审标准草案及其送审材料,提出审查结论;④ 复审实施 5 年以上的标准,提出继续有效、修订或废止的建议;⑤ 进行本专业标准所需的基础研究,为标准的研制和管理提供科学依据;⑥ 负责标准的技术咨询,参与标准的宣贯和实施追踪评价工作;⑦ 参与国内外本专业标准化活动,收集、整理国内外本领域相关标准及文件的信息;⑧ 承担与标准有关的其他工作。

3. 卫生标准的分类

(1) 强制性标准、推荐性标准。这是按卫生标准实施性质所做的划分。《中华人民共和国标准化法》规定,国家标准、行业标准分为强制性标准和推荐性标准。保障人体健康,人身、财产安全的标准和法律、行政法规规定强制执行的标准是强制性标准,其他标准是推荐性标准。根据《中华人民共和国标准化法实施条例》的规定,下列标准属于强制性标准:① 药品标准,食品卫生标准;② 产品及产品生产、储运和使用中的安全、卫生标准,劳动安全、卫生标准;③ 工程建设的质量、安全、卫生标准等。强制性国家标准的代号为"GB",推荐性国家标准的代号为"GB/T"。

根据《中华人民共和国食品安全法》的规定,食品安全标准是强制执行的标准。除食品安全标准外,不得制定其他食品强制性标准。食品安全标准包括下列内容:① 食品、食品添加剂、食品相关产品中的致病性微生物、农药残留、兽药残留、生物毒素、重金属等污染物质以及其他危害人体健康物质的限量规定;② 食品添加剂的品种、使用范围、用量;③ 专供婴幼儿和其他特定人群的主辅食品的营养成分要求;④ 对与卫生、营养等食品安全要求有关的标签、标志、说明书的要求;⑤ 食品生产经营过程的卫生要求;⑥ 与食品安全有关的质量要求;⑦ 与食品安全有关的食品检验方法与规程;⑧ 其他需要制定为食品安全标准的内容。

根据《国家职业卫生标准管理办法》的规定,国家职业卫生强制性标准包括:① 工作场所作业条件的卫生标准;② 工业毒物、生产性粉尘、物理因素职业接触限值；③ 职业病诊断标准；④ 职业照射放射防护标准；⑤ 职业防护用品卫生标准。

强制性标准必须执行。从事科研、生产、经营的单位和个人，必须严格执行强制性标准。不符合强制性标准的产品，禁止生产、销售和进口。省、自治区、直辖市标准化行政主管部门制定的工业产品的安全、卫生要求的地方标准，在本行政区域内是强制性标准。推荐性标准，国家鼓励企业自愿采用。

（2）国家标准、行业标准、地方标准。这是按照卫生标准适用范围所做的划分。《国家卫生和计划生育委员会关于印发国家卫生标准委员会章程和卫生标准管理办法的通知》规定：对需要在全国范围内统一的卫生技术要求，应当制定国家标准；对需要在全国卫生行业范围内统一的技术要求，可以制定行业标准；对没有国家标准和行业标准而又需要在省、自治区、直辖市范围内统一的卫生技术要求，可以制定地方标准。

1）国家标准。《中华人民共和国标准化法实施条例》规定：需要在全国范围内统一的保障人体健康和人身、财产安全的技术要求，应当制定国家标准（含标准样品的制作）；药品、食品卫生的国家标准，由国务院卫生主管部门组织草拟、审批；其编号、发布办法由国务院标准化行政主管部门会同国务院卫生行政主管部门制定。法律对国家标准的制定另有规定的,依照法律的规定执行。国家标准的编号由国家标准代号、国家标准发布顺序号和国家标准发布年号构成。示例:GB ××××—××××、GB/T ×××××—××××。

例如食品安全国家标准。《中华人民共和国食品安全法》规定:食品安全国家标准由国务院卫生行政部门会同国务院食品药品监督管理部门制定、公布,国务院标准化行政部门提供国家标准编号。《食品安全国家标准管理办法》规定:卫生部会同国务院农业行政、质量监督、工商行政管理和国家食品药品监督管理以及国务院商务、工业和信息化等部门制定食品安全国家标准规划及其实施计划。审查通过的食品安全国家标准,以卫生部公告的形式发布。食品安全国家标准的编号工作应当根据卫生部和国家标准委的协商意见及有关规定执行。

2) 行业标准。《中华人民共和国标准化法实施条例》规定:对没有国家标准而又需要在全国某个行业范围内统一的技术要求,可以制定行业标准(含标准样品的制作)。制定行业标准的项目由国务院有关行政主管部门确定。行业标准在相应的国家标准实施后,自行废止。行业标准的编号由行业标准代号、行业标准发布顺序号及行业标准年号构成。行业标准代号由汉语拼音字母组成,并经国务院标准化行政主管部门审查确定并正式公布,如卫生行业为 WS。示例:WS ×××××—××××、WS/T ×××××—××××。

卫生标准管理工作由国家卫生计生委负责。卫生行业标准由国家卫生计生委以通告形式发布。卫生行业标准发布后,报国家标准化管理委员会备案。

3) 地方标准。《中华人民共和国标准化法实施条例》规定:对没有国家标准和行业标准而又需要在省、自治区、直辖市范围内统一的工业产品的安全、卫生要求,可以制定地方标准。制定地方标准的项目,由省、自治区、直辖市人民政府标准化行政主管部门确定。地方标准在相应的国家标准或行业标准实施后,自行废止。地方标准的编号由地方标准代号、地方标准发布顺序号及地方标准年号构成。汉语拼音字母"DB"加上省、自治区、直辖市行政区划代码前两位数,组成强制性地方标准代号;再加"T",组成推荐性地方标准代号。示例:DB××/×××—××××、DB××/T×××—××××。

例如《中华人民共和国食品安全法》规定:没有食品安全国家标准的,省、自治区、直辖市人民政府卫生行政部门可以制定并公布食品安全地方标准,报国务院卫生行政部门备案。

4) 企业标准。《中华人民共和国标准化法》规定,企业生产的产品没有国家标准和行业标准的,应当制定企业标准,作为组织生产的依据。企业的产品标准须报当地政府标准化行政主管部门和有关行政主管部门备案。已有国家标准或者行业标准的,国家鼓励企业制定严于国家标准或者行业标准的企业标准,在企业内部适用。企业标准的编号由企业标准代号、企业标准发布顺序号及企业标准发布年号构成。汉字拼音字母"Q"加斜线再加企业代号组成企业标准代号,企业代号可用大写拼音字母或阿拉伯数字或者两者兼用所组成。示例:Q/×××　××××—××××。

例如《中华人民共和国食品安全法》规定:国家鼓励食品生产企业制定严于食品安全国家标准或者地方标准的企业标准。

(3) 技术标准、管理标准和工作标准。这是按卫生标准的范围所做的划分。

技术标准。技术标准按照对象特性分为四类:① 基础标准。在一定范围内作为其他标准的基础并普遍使用,带有共性、规律性的具有广泛指导意义的标准。各个专业领域根据专业特性均有它不同的专业基础标准。比如常用量和单位、基本标志符号等;② 方法标准。包括制定标准的基本方法,如流行病学方法、临床医学方法及其他方法的标准;又如生物监测、检验方法、分析方法等;再如生产方法、操作方法、工艺规程、试验方法等;③ 专业标准。按医药卫生领域特点,分为食品卫生、环境卫生、职业卫生、放射卫生、学校卫生、化妆品、消毒卫生、职业病诊断、放射性疾病诊断、传染病、临床检验、血液、医疗服务、医疗机构管理、医院感染控制、卫生信息、病媒生物控制、寄生虫病、地方病、食品添加剂等标准;④ 综合卫生标准。包括多学科、多专业卫生标准在内的综合性卫生标准。

管理标准。管理标准包括技术行为要求及技术规范,具体有组织机构、各类人员、财务、仪器设备及技术评价、控制和管理的标准。

工作标准。工作标准是指工作程序标准,按照岗位承担的职责和任务,规定任务数量、质量、工作程序和方法及评估方法,使管理量化,便于监督、考核和信息反馈。

(三) 卫生标准的内容

1. 制定卫生标准的事项

根据《国家卫生和计划生育委员会关于印发国家卫生标准委员会章程和卫生标准管理办法的通知》规定,卫生标准包括下列内容:① 职业卫生、放射卫生相关的卫生技术要求;② 环境卫生、营养、学校(包括学龄前园所)卫生及相关的卫生技术要求;③ 生活饮用水卫生及相关的卫生技术要求;④ 传染病、慢性非传染性疾病及其他与疾病预防控制有关的卫生技术要求;⑤ 与医疗卫生服务、医疗机构管理及采供血有关的技术要求;⑥ 卫生计生信息技术要求;⑦ 与卫生技术要求相配套的检测检验方法和评价方法;⑧ 其他与保护公众身体健康和生命安全相关的卫生技术要求。

2. 卫生标准的内容

(1)职业卫生标准。包括工作场所职业有害因素接触限值、生物接触限值以及相应检测方法标准,职业防护、危害预防控制及应急响应标准,职业病名单和分类标准、职业健康监护技术规范、职业病诊断技术规范和指南等卫生标准。

(2)放射卫生标准。包括辐射防护、核和辐射突发事件卫生应急准备与响应、辐射检测规范与监测方法、剂量估算方法、放射诊疗设备质量控制检测规范、防护设施与防护器材以及放射卫生管理标准,放射性疾病诊断与治疗、远后效应医学随访、核和辐射突发事件医学处置、放射工作人员健康监护等卫生标准。

(3)环境卫生标准。包括生活饮用水卫生、涉及饮用水卫生安全产品、公共场所卫生、环境污染健康影响与健康损害判定、室内环境卫生等卫生标准。

(4)营养标准。包括人体营养、膳食营养指导与干预、食物营养和营养方法学等卫生标准。

(5)学校卫生标准。包括学校建筑设计及教学设施卫生标准,学校生活服务设施卫生标准,学校家具、教具及学生用品卫生标准,教育过程卫生标准,儿童少年健康检查与管理规范,健康教育规程等卫生标准。

(6)传染病标准。包括传染病诊断、治疗、预防、控制、监测预警及传染病防治监督执法、传染病病原微生物实验室检测与生物安全等卫生标准。

(7)寄生虫病标准。包括寄生虫病诊断、治疗、预防、控制、监测与评价、病原检测技术及生物实验安全等卫生标准。

(8)病媒生物控制标准。包括病媒生物密度监测、病媒生物抗药性检测、病媒生物突发事件应急处理、不同环境和不同行业病媒生物控制技术、病媒生物控制效果评估、病媒生物控制药械效果测定及评估等卫生标准。

(9)医疗服务标准。包括医疗服务相关的质量、安全、服务、技术、绩效等相关标准,以及合理用药、医务人员执业等卫生标准。

(10)医疗机构管理标准。包括医疗机构及其内设机构的组织规模、结构、标识,医疗机构设备、设施及人员配置,医用设备的安全使用等卫生标准。

(11)医院感染控制标准。包括与医院感染预防与控制相关的管理、评价、预防技术卫生标准。

(12)临床检验标准。包括临床实验室管理(质量、安全、信息等)、临床检验技术(参考系统、参考区间、重要常规检验等)和检验项目临床应用等相关标准。

(13)血液标准。包括血站组织管理、设备、设施及人员配置,无偿献血招募及献血服务,无偿献血和临床合理用血的评价,血液采集与制备、血液保存与运输和临床用血供应,血液安全质量管理与持续改进等技术标准。

(14)护理标准。包括护理服务相关管理、服务行为、技术及评价规范和标准。

(15)消毒标准。包括消毒相关产品卫生标准、消毒效果评价方法标准、现场消毒操作应用规范及相关基础标准等卫生标准。

(16)信息标准。包括卫生计生领域有关数据、技术、安全、管理及数字设备等信息标准。

(17)地方病标准。包括地方病诊断、治疗、预防、控制、监测与评价、病区判定、致病因素的检测方法等卫生标准。

（四）卫生标准在卫生监督中的作用

1. 卫生监督监测检验的规范性依据

在卫生监督过程中，监测检验是常用的手段之一。要使监测结果具有法律有效性，必须使监测检验方法规范化，这就需要制定统一的监测规范，即检验方法标准。所以，卫生标准是施行卫生监督，进行监测检验的技术规范。

2. 卫生监督评价的技术依据

卫生监督是对被监督单位执行卫生法律、法规，执行或符合卫生标准的状况作出判断，即通常说的卫生评价。而对监测检验结果进行卫生评价的主要依据是卫生标准。

3. 实施行政处罚的法律依据

在卫生监督中，对违反卫生法律、法规的卫生监督管理相对人，将视其情节轻重作出相应的行政处罚。只有对其违反卫生法律、法规所导致的危害程度大小作出正确判断，才能确定实施行政处罚的种类和幅度。而如何判定危害程度，卫生标准就是一个重要的尺度。从这一点上说，卫生标准是实施卫生行政处罚的法律依据。

4. 行政诉讼的举证依据

在行政诉讼中，作为被告的卫生行政机关对于作出的具体行政行为负有举证责任，应当提出作出该具体行政行为的证据和所依据的规范性文件,这其中就包括监测方法和监测结果有效性的卫生标准。如果行政机关在行政诉讼中不举证或者举不出证据,将要承担败诉的后果。

参考文献

[1]　汪建荣.卫生法(第 4 版).北京:人民卫生出版社,2013.

[2]　达庆东、田侃.卫生法学纲要(第 5 版).上海:复旦大学出版社,2014.

[3]　达庆东、戴金增.卫生监督.上海:复旦大学出版社,2003.

[4]　樊立华.公共卫生法律法规与监督学(第 2 版).北京:人民卫生出版社,2007.

[5]　《"十三五"卫生与健康规划》(国发〔2016〕77 号).

[6]　《国家卫生和计划生育委员会公告 2018 年第 1 号》.

[7]　《标准化工作指南》(GB/T 20000.1—2014).

[8]　《国家卫生和计划生育委员会关于印发国家卫生标准委员会章程和卫生标准管理办法的通知》(国卫法制发〔2014〕43 号).

[9]　《国家卫生计生委办公厅关于印发卫生标准工作五年规划(2014—2018 年)的通知》(国卫办法制发〔2014〕40 号).

[10]　《中华人民共和国标准化法实施条例》(国务院令第 53 号).

模块四
卫生计生行政执法行为

课程三 卫生计生行政许可

一、概 述

行政许可,是指行政机关根据公民、法人或者其他组织的申请,经依法审查,准予其从事特定活动的行为。

卫生计生行政许可是卫生计生行政部门根据公民、法人或者其他组织的申请,按照卫生计生法律、法规、规章和卫生计生标准、规范进行审查,准予其从事与卫生计生管理有关的特定活动的行为。卫生计生行政许可是依申请的行政行为。只有相对人提出申请,卫生计生行政机关才能审查,并决定是否许可。卫生计生行政许可也是一种要式行政行为,即许可必须由卫生计生行政部门向提出申请的相对人发放证明性文书。

二、行政许可的原则

根据《中华人民共和国行政许可法》《卫生行政许可管理办法》等有关法律法规的规定,卫生计生行政机关设定和实施卫生计生行政许可,应当遵循以下原则:

1. 合法性原则

卫生计生行政部门实施卫生计生行政许可必须严格遵守法律、法规、规章规定的权限和程序。法律、法规、规章规定由上级卫生计生行政机关实施的卫生计生行政许可,下级卫生计生行政机关不得实施;法律、法规、规章规定由下级卫生计生行政机关实施的卫生计生行政许可,上级卫生计生行政机关不得实施,但应对下级卫生计生行政机关实施卫生计生行政许可行为加强监督。

各级卫生计生行政部门实施的卫生计生行政许可应当有下列法定依据: ① 法律、行政法规;② 国务院决定;③ 地方性法规;④ 省、自治区、直辖市人民政府规章,不得自行设定卫生计生行政许可项目,不得实施没有法定依据的卫生计生行政许可。

2. 公开、公平、公正原则

实施卫生行政许可,应当遵循公开、公平、公正原则,即行政机关从事某种活动或者实施某种行为的过程和结果应当公开;行政许可机关应当平等地对待所有个人和组织;行政机关在履行职责、行使权力时,不仅在实体和程序上都要合法,而且还要合乎常理。

3. 便民原则

实施行政许可,应当遵循便民的原则,提高办事效率,提供优质服务。卫生计生行政部门实施的卫生行政许可需要内设的多个机构办理的,应当确定一个机构统一受理卫生行政许可申请和发放行政许可决定。

4. 信赖保护原则

公民、法人或者其他组织依法取得的卫生计生行政许可受法律保护,卫生计生行政机关不得擅自改变已经生效的行政许可。卫生计生行政许可所依据的法律、法规、规章修改或者废止,或者准予卫生计生行政许可所依据的客观情况发生重大变化的,为了公共利益的需要,卫生计生行政机关可以依法变更或者撤回已经生效的行政许可。由此给公民、法人或者其他组织造成财产损失的,卫生计生行政机关应当依法给予补偿。依法取得的卫生计生行政许可不得转让,法律、法规规定依照法定条件和程序可以转让的除外。

5. 救济原则

公民、法人或者其他组织对卫生计生行政部门实施卫生行政许可享有陈述权、申辩权和依法要求听证的权利;有权依法申请行政复议或者提起行政诉讼;其合法权益因卫生计生行政部门违法实施卫生行政许可受到损害的,有权依法要求赔偿。

三、行政许可实施程序

(一) 申请与登记

申请卫生计生行政许可时,申请人可以通过信函、电报、电传、传真、电子数据交换和电子邮件等方式提出申请;申请人可以委托代理人提出申请,代理人办理卫生计生行政许可申请时应当提供委托代理证明,但依法应当由申请人到行政机关办公场所提出卫生计生许可申请的除外。申请人应当如实向卫生计生行政部门提交有关材料和反映真实情况,并对其申请材料实质内容的真实性负责,承担相应的法律责任。

卫生计生行政部门应当公示下列与办理卫生计生行政许可事项相关的内容:① 卫生计生行政许可事项、依据、条件、程序、期限、数量;② 需要提交的全部材料目录;③ 申请书示范文本;④ 办理卫生计生行政许可的操作流程、通信地址、联系电话、监督电话。有条件的卫生计生行政部门应当在相关网站上公布前款所列事项,方便申请人提出卫生计生行政许可,提高办事效率。申请人要求卫生计生行政部门对公示内容予以说明、解释的,卫生计生行政部门应当说明、解释,并提供准确、可靠的信息。

卫生计生行政部门不得要求申请人提交与其申请的卫生计生行政许可事项无关的技术资料和其他材料。卫生计生行政部门经办人员接收申请人提交的申请材料,应当当场予以登记,出具行政许可申请材料接收凭证。

(二) 受理

卫生计生行政部门收到申请人提出的卫生计生行政许可申请后,应当审查以下内容,确定是否予以受理。

(1) 申请事项依法不需要取得卫生计生行政许可的,应当即时告知申请人不受理;

(2) 申请事项依法不属于本卫生计生行政机关职权范围的,应当即时作出不予受理的决定,并告知申请人向有关行政机关申请;

(3) 申请材料存在可以当场更正的错误的,应当允许申请人当场更正;但申请材料中涉及技术性的实质内容除外。申请人应当对更正内容予以书面确认;

(4) 申请材料不齐全或者不符合法定形式

的,应当当场或者在五日内出具申请材料补正通知书,一次告知申请人需要补正的全部内容,逾期不告知的,自收到申请材料之日起即为受理;补正的申请材料仍然不符合有关要求的,卫生计生行政部门可以要求继续补正;

(5) 申请材料齐全、符合法定形式,或者申请人按照要求提交全部补正申请材料的,卫生计生行政部门应当受理其卫生计生行政许可申请。

卫生计生行政部门受理或者不予受理卫生计生行政许可申请的,应当出具加盖卫生计生行政部门专用印章和注明日期的文书。

卫生计生行政许可申请受理后至卫生计生行政许可决定作出前,申请人书面要求撤回卫生计生行政许可申请的,可以撤回;撤回卫生计生行政许可申请的,卫生计生行政部门终止办理,并通知申请人。

(三) 审查与决定

1. 资料审查

受理申请后,卫生计生行政部门应当依照法律、法规、规章、规范性文件和卫生计生标准、卫生计生要求的规定,对申请人提供的材料进行审查。申请人提供的材料必须符合法律、法规、规章、规范性文件和卫生计生标准、卫生计生要求的规定,提供的检测报告必须由具有相应资质的检验机构经计量认证后出具，并不得涂改、伪造。

2. 现场审查

卫生监督员进行现场审查时应当按照下列要求进行：

（1）应当及时指派两名以上工作人员进行现场审查，并出示表明身份的证件和说明理由；

（2）运用专业技术手段对申请人的卫生条件与状况进行客观仔细检测并作记录；进行现场测试或采样的，应做好采样记录；

（3）应根据现场情况当场制作现场审查记录，并请申请人核对。申请人对现场审查记录无异议的，应在记录上签名，卫生监督员应在其后签名；申请人对现场审查记录有异议的，可在记录上说明理由并签名，卫生监督员应在其后签名；申请人拒绝在现场审查记录上签名的，由在场的人员或两名卫生监督员签名并在记录上注明申请人拒签情况。

3. 审查意见

审查结束后，卫生监督员应当根据审查情况，依照有关法律、法规、规章、规范性文件和卫生计生标准、卫生计生要求的规定，提出书面审查意见，连同有关材料报请本部门及本机构负责人审查，提出审核意见，并报卫生计生行政部门审批。

4. 听证

法律、法规、规章规定实施卫生计生行政许可应当听证的事项,或者卫生计生行政部门认为涉及重大公共利益的需要听证的卫生计生行政许可事项,卫生计生行政部门应当在作出卫生计生行政许可决定前向社会公告,并举行听证。

5. 期限

除可以当场作出行政许可决定的外,卫生计生行政部门应当在自受理之日起二十日内作出行政许可决定。二十日内不能作出决定的,经卫生计生行政机关负责人批准,可以延长十日,并将延长期限的理由告知申请人。但是,法律、法规另有规定的,依照其规定执行。依法需要听证、检验、检测、鉴定和专家评审等所需时间,不计入前款规定的期限,所需时间应以书面形式告知申请人。

6. 决定

申请人的申请符合法定条件、标准的,卫生计生行政部门依法作出准予卫生计生行政许可的书面决定。依法需要颁发卫生计生行政许可证件的,向申请人颁发下列加盖卫生计生行政部门印章的卫生计生行政许可证件:① 许可证、执照或者其他许可证书;② 资格证、资质证或者其他合格证书;③ 卫生计生行政机关的批准文件或者证明文件;④ 法律、法规规定的其他卫生计生行政许可证件。卫生计生行政许可证件按照规定载明证件名称、发证机关名称、持证人名称、行政许可事项名称、有效期、编号等内容,并加盖卫生计生行政部门印章,标明发证日期。

申请人的申请不符合法定条件、标准的,卫生计生行政部门依法作出不予行政许可的书面决定,并说明理由,告知申请人享有依法申请行政复议或者提起行政诉讼的权利,并加盖卫生计生行政部门印章。

7. 备案

按法律、法规、规章、规范性文件的规定,申请人申请备案的,应当告知备案须知,并要求其提供相应的资料。经核对无误后予以备案,发给相关凭证。

(四) 送达

准予行政许可决定的,卫生计生行政部门自作出决定之日起十日内向申请人颁发、送达行政许可证件。受送达人在送达回执上记明收到日期,签名或者盖章。送达方式有六种:直接送达、留置送达、委托送达、邮寄送达、转交送达、公告送达。

四、行政许可的效力与监管

(一) 行政许可的效力

行政机关作出准予行政许可的决定,需要颁

发行政许可证件的,应当向申请人颁发加盖本行政机关印章的下列行政许可证件:① 许可证、执照或者其他许可证书;② 资格证、资质证或者其他合格证书;③ 行政机关的批准文件或者证明文件;④ 法律、法规规定的其他行政许可证件。

行政许可的形式,有书面文件形式与非书面形式。在书面文件形式中,又可以分为证照式形式与非证照式形式。证照式形式是行政许可的主要表现形式,如许可证、执照等;非证照式的行政许可文书包括批准书、同意书等。

卫生计生行政许可证件一经卫生计生行政许可机关发放即具有法律效力。行政许可证件的法律效力取决于行政许可行为的法律效力,与行政许可行为的法律效力状态及其表现一致。卫生计生行政行为的效力特性,如公定力、确定力和拘束力等,一般也适用于卫生计生行政许可证件,同时卫生计生行政许可证件还具有既定力和证明力的效力特性,但不具有执行力。

(1)公定力。即卫生计生许可证件一经发放,一般即认定其合法有效从而具有法律效力。当事人若有异议,只能在法定期限内通过复议或诉讼途径解决,并且在此期间内不影响卫生计生行政许可证件的效力。当然,如果行政许可证件的发放是基于虚假或者程序严重违法的,则可认定其为无效,而不具有公定力。

(2)确定力。申请人一经取得卫生计生许可证,许可机关非依法不得收回或撤销。被许可人与许可机关之间的关系是确定的。一般来说,只要许可证持有人依法使用许可证件,在许可范围内依法从事活动,许可机关就不得改变行政许可。

(3)拘束力。卫生计生许可证件一经发放,被许可人必须在许可的范围内进行活动,不得违反;许可机关也不得随意加以干预,其他机关或组织、个人也不得侵犯其法定权利。

(4)既定力。即权益的明确。卫生计生行政许可机关向申请人发放许可证件,即表明许可机关认可并同意被许可人可以行使一定的权利或从事一定的活动,被许可人也只有在领取了许可证件之后才能在许可的权利范围内进行活动。

(5)证明力。被许可人在从事有关的许可活动中,可以持许可证件向许可机关、其他行政机关以及其他公民、组织证明自己的权利能力和行政能力。

(二)行政许可的监管

卫生计生行政部门应当建立健全行政许可管理制度,对卫生计生行政许可行为和被许可人从事卫生计生行政许可事项的活动实施全面监督。

1. 对行政机关自身实施行政许可活动的监督

上级卫生计生行政部门应当加强对下级卫生计生行政部门实施的卫生计生行政许可的监督检查,发现下级卫生计生行政部门实施卫生计生行政许可违反规定的,应当责令下级卫生计生行政部门纠正或者直接予以纠正。卫生计生行政部门发现本机关工作人员违反规定实施卫生计生行政许可的,应当立即予以纠正。卫生计生行政部门发现其他地方卫生计生行政部门违反规定实施卫生计生行政许可的,应当立即报告共同上级卫生计生行政部门。接到报告的卫生计生行政部门应当及时进行核实,对情况属实的,应当责令有关卫生计生行政部门立即纠正;必要时,上级卫生计生行政部门可以直接予以纠正。

2. 对被许可人从事行政许可事项活动的监督

对违法从事卫生计生行政许可事项活动的,卫生计生行政部门应当及时予以查处。对涉及本辖区外的违法行为,应当通报有关卫生计生行政部门进行协查;接到通报的卫生计生行政部门应当及时组织协查;必要时,可以报告上级卫生计生行政部门组织协查;对于重大案件,由国家卫计委组织协查。卫生计生行政部门应当将查处的违法案件的违法事实、处理结果告知作出卫生计生行政许可决定的卫生计生行政部门。卫生计生行政部门应当依法对被许可人生产、经营、服务的场所和生产经营的产品以及使用的用品用具等进行实地检查、抽样检验、检测。同时,卫生计生行政部门应当设立举报、投诉电话,任何单位和个人发现违法从事卫生计生行政许可事项的活动,有权向卫生计生行政部门举报,卫生计生行政部门应当及时核实、处理。

(三) 行政许可的投诉举报

卫生计生行政部门应当设立举报、投诉电话,任何单位和个人发现违法从事卫生计生行政许可事项的活动,有权向卫生计生行政部门举报,卫生计生行政部门应当及时核实、处理。

(四) 吊销

卫生计生行政部门发现被许可人从事卫生计生行政许可事项的活动,不符合其申请许可时的条件和要求的,应当责令改正;逾期不改正的,应当依法收回或者吊销卫生计生行政许可。

(五) 撤销

有下列情况之一的,作出卫生计生行政许可决定的卫生计生行政部门或者上级卫生计生行政部门,可以撤销卫生计生行政许可:① 卫生计生行政部门工作人员滥用职权,玩忽职守,对不符合法定条件的申请人作出准予卫生计生行政许可决定的;② 超越法定职权作出准予卫生计生行政许可决定的;③ 违反法定程序作出准予卫生计生行政许可决定的;④ 对不具备申请资格或者不符合法定条件的申请人准予卫生计生行政许可的;⑤ 依法可以撤销卫生计生行政许可决定的其他情形。

被许可人以欺骗、贿赂等不正当手段取得卫生计生行政许可的,应当予以撤销。撤销卫生计生行政许可,可能对公共利益造成重大损失的,不予撤销。撤销卫生计生行政许可,被许可人的合法权益受到损害的,卫生计生行政部门应当依法予以赔偿。

(六) 注销

有下列情形之一的,卫生计生行政部门应当依法办理有关卫生计生行政许可的注销手续:① 卫生计生行政许可复验期届满或者有效期届满未延续的;② 赋予公民特定资格的卫生计生行政许可,该公民死亡或者丧失行为能力的;③ 法人或其他组织依法终止的;④ 卫生计生行政许可被依法撤销、撤回,或者卫生计生行政许可证件被依法吊销的;⑤ 因不可抗力导致卫生计生行政许可事项无法实施的;⑥ 法律、法规规定的应当注销卫生计生行政许可的其他情形。

五、行政许可的法律责任

（一）行政机关及其工作人员所承担的法律责任

卫生计生行政部门及其工作人员违反本办法规定，有下列行为之一的，由上级卫生计生行政部门责令改正；拒不改正或者有其他情节严重的情形的，对直接负责的主管人员和其他直接责任人员依法给予行政处分：① 对符合法定条件的卫生计生行政许可申请不予受理的；② 不在卫生计生行政许可受理场所公示依法应当公示的材料的；③ 在受理、审查、决定卫生计生行政许可过程中，未向申请人、利害关系人履行法定告知义务的；④ 申请人提交的申请材料不齐全、不符合法定形式，能够一次告知而未一次告知申请人必须补正的全部内容的；⑤ 未向申请人说明不予受理或者不予卫生计生行政许可的理由的；⑥ 依法应当举行听证而不举行听证的。

卫生计生行政部门及其工作人员违反本办法规定，有下列行为之一的，由上级卫生计生行政部门责令改正，并对直接负责的主管人员和其他直接责任人员依法给予行政处分；涉嫌构成犯罪的，移交司法机关追究刑事责任：① 对不符合法定条件的申请人准予卫生计生行政许可或者超越法定职权作出准予卫生计生行政许可决定的;② 对符合法定条件的申请人不予卫生是行政许可或者不在法定期限内作出准予卫生计生行政许可决定的;③ 索取或者收受财物或者谋取其他利益的;④ 法律、行政法规规定的其他违法情形。

卫生计生行政部门不依法履行监督职责或者监督不力,造成严重后果的,由其上级卫生计生行政部门责令改正,并对直接负责的主管人员和其他责任人员依法给予行政处分;涉嫌构成犯罪的,移交司法机关追究刑事责任。

(二) 被许可人所承担的法律责任

申请人提供虚假材料或者隐瞒真实情况的,卫生计生行政部门不予受理或者不予许可,并给予警告,申请人在一年内不得再次申请该许可事项。

被许可人以欺骗、贿赂等不正当手段取得卫生计生行政许可的,卫生计生行政部门应当依法给予行政处罚,申请人在三年内不得再次申请该卫生计生行政许可;涉嫌构成犯罪的,移交司法机关追究刑事责任。

被许可人有下列行为之一的,卫生计生行政部门应当依法给予行政处罚;涉嫌构成犯罪的,移交司法机关追究刑事责任:① 涂改、倒卖、出租、出借或者以其他方式非法转让卫生计生行政许可证件的;② 超越卫生计生行政许可范围进行活动的;③ 在卫生监督检查中提供虚假材料、隐瞒活动真实情况或者拒绝提供真实材料的;④ 应依法申请变更的事项未经批准擅自变更的;⑤ 法律、法规、规章规定的其他违法行为。

(三) 擅自从事依法应当取得卫生计生行政许可的活动所承担的法律责任

公民、法人或者其他组织未经卫生计生行政许可,擅自从事依法应当取得卫生计生行政许可的活动的,由卫生计生行政部门依法采取措施予以制止,并依法给予行政处罚;涉嫌构成犯罪的,移交司法机关追究刑事责任。

课程四　卫生计生监督检查

　　卫生监督检查是卫生监督管理的核心环节,是卫生计生行政部门掌握、核查行政管理相对人从事卫生计生执业活动状态最基本、最直接的途径,是履行卫生计生行政部门管理职能的重要表现形式,也是监督员从事监督管理应当掌握的基本能力。

一、卫生监督检查概述

(一) 卫生监督检查的概念

　　卫生监督检查,是卫生计生行政部门为实现卫生计生行政管理的目标和任务,依法对公民、法人和其他组织遵守卫生计生法律规范和履行具体行政决定的情况进行察看、调查和监督的卫生计生行政执法行为。

　　《行政许可法》第十条规定:行政机关应当建立健全监督制度,加强对行政机关实施行政许可的监督检查。卫生计生行政机关可以通过监督检查掌握行政管理相对人从事执业活动的现实状态，卫生监督检查是卫生计生行政部门实施卫生监督管理、履行监督责任最直接、最有效的工作方式，是监督管理中最重要的环节，是维护正常公共卫生秩序和医疗服务秩序的重要保障。

我国目前的行政管理中，往往存在重许可、轻监管的现实情况，监督检查往往流于形式，因此导致法律法规的实施状况并不理想、管理对象依法执业的状况良莠不齐、各种违法行为时有发生。目前，在简政放权、精简审批事项、强化事中事后监管的大背景下，如何创新监管方式、强化对管理相对人的监督检查、提高监督检查的效果，是各级卫生计生行政部门都需要面对的问题。各级基层的卫生监督部门，面对量大面广的管理对象，必须提高监督员监督检查的能力，合法有效地履行监督职责。

(二) 卫生监督检查的特征

卫生监督检查是卫生计生行政执法中的一环，具备卫生计生行政执法的一般特征，也有自身的特点。从卫生监督检查的概念上来看，监督检查行为主要是卫生计生行政部门通过对管理相对人对法律法规遵守和行政决定的履行情况的监督检查，来达到履行监督管理职责。一般来讲，卫生监督检查行为具有以下几方面的特征：

（1）卫生监督检查的主体是享有卫生计生行政监督检查权的行政机关和法律法规授权的组织。

（2）卫生监督检查的对象是卫生计生行政管理相对方的公民、法人或其他组织。

（3）卫生监督检查的内容是管理相对人遵守卫生计生法律、法规、规章，执行卫生计生相关行政决定、命令的情况。一些卫生计生法律、法规、规章中对执行相关卫生计生标准有明确的要求，因此，卫生监督检查的内容也包括管理相对人从事执业活动时符合各类卫生计生标准的状况。

（4）卫生监督检查的性质是行政机关依职权实施的具体行政行为。卫生监督检查是依照相关的法律法规，对管理相对人实施的一种实地勘察、调查，是一种具体行政行为。这种具体行政行为的实施，需要在法律依据、执法程序、执法形式上符合法定要求。一般来说，卫生监督检查是卫生计生行政机关根据管理上的需要，对管理相对人进行监督检查的单向行为，不建立在管理相对人申请的基础上。除了符合合法性的要求外，在频次、方法上也需要具备合理性，不能干扰管理相对人的正常生产经营活动，如果监督检查行为侵害了管理相对人的合法权益，卫生计生行政机关需要承担相应的赔偿责任。

（5）卫生监督检查是一种过程性的行政行

为。不同于行政处罚、行政许可等决定性行政行为，卫生监督检查是通过检查、调查的执法过程，达到了解管理相对人依法执业状况、收集相关材料或证据等目的的行政行为。

（三）卫生监督检查的目的

卫生监督检查是为了防止和纠正行政管理相对方的违法、违规行为，保障卫生计生相关法律、法规、规章的执行和行政管理目标的实现而实施的行政行为。在现实管理中，部分管理相对人对卫生监督检查的理解往往存在误区，认为监督检查是为行政处罚而收集证据，这是对监督检查行为片面的理解。卫生监督检查主要包含了两个目的，一是对管理相对人的守法情况进行监督检查，掌握管理相对人执业活动的守法状况，收集相关的证据材料；另一个目的是对管理相对人对于卫生计生行政决定的履行和整改情况实施监督检查，保证行政决定的有效履行和违法行为的整改到位。

二、卫生监督检查的基本原则

（一）合法性原则

卫生监督检查作为具体行政行为的一种，其

实施过程必须符合卫生执法的一般原则。因此，开展卫生监督检查必须依据法律法规的有关规定，必须有法定的依据、法定的主体、有资质的执法人员、合法的程序、规范的文书等各种合法要件，保证卫生监督检查行为的合法性，不得与法律相抵触。

(二) 经常性原则

卫生监督检查是卫生监督管理的核心内容，是一项经常性的工作，原因有二：其一，卫生监督管理对象面广、量大，卫生监督员需要掌握所有监管对象的依法执业状态，并对其违法行为予以查处；其二，就单个管理对象而言，其依法执业活动是持续的过程，可能受到多种因素的影响，所以监督员需要经常性了解、掌握其依法执业状况。因此，对于监督员以及管理对象两方面而言，卫生监督检查都是一项经常性行为。

(三) 客观性原则

由监督检查的目的决定了监督检查需要谨遵客观性原则。管理相对人是否守法、是否整改到位都需要通过客观实际的了解获得。卫生监督检查作为对管理相对人现场状况的调查活动，直接面对生产经营场所或者有关的证据材料，监督员必须依据法律法规标准的规定,对客观的实际情况进行判定,避免弄虚作假、臆想推断等情况的发生。同时,在现场监督检查中制作的执法文书也必须根据现场的实际情况如实记录,避免主观臆断。坚持客观性的原则是保证监督检查行为获得的信息客观公正、真实反映管理相对人的执业状况、监督检查结果真实有效的前提条件。

(四)关联性原则

卫生监督检查作为全面掌握管理相对人卫生计生状况的有效方式,需要将检查内容和检查目的密切关联。比如,监督抽检行为必须遵循样品抽取的相关规则,所抽取的样品能真正反映被抽检对象的整体水平,即能够通过对具有代表性样品的监督抽检客观推断全部被测产品、场所和环境的卫生质量,而不能人为、随意、有取舍地抽取样品,导致抽检结果无法反映产品或场所的真实状况。另外,在特定的监督检查行为中,要针对特定的行为或物品开展监督检查并调取证据资料。同时,监督现场的情况具有不确定性和动态变化性,因此,针对不同的对象选择合适的监督检查时间节点才能发现或者固定相关的情况。比如,对于管理相对人的生产或者执业行为合法性的检查,应当在其生产执业的过程中进行;对于一过性的违法行为,则需要在违法行为进行过程中及时在现场进行监督检查,如此方能固定违法行为的相关证据。

三、卫生监督检查的种类

卫生监督检查根据不同的目的、方式可以有多种分类方法。概括而言,卫生监督检查可以分为一般性的监督检查和运用技术手段开展的监督抽检工作。一般卫生监督检查包括日常卫生监督检查、专项卫生监督检查、"双随机"卫生监督检查、许可后卫生监督检查、行政执法后复查等种类;卫生监督抽检根据不同的抽检方式可以分为委托检验、现场快速检验,按照不同的样品种类可以分为产品样品检验、非产品样品检验。下文主要就一般性的卫生监督检查进行介绍。

(一) 日常监督检查

日常监督检查,是卫生监督检查最基础、最常见的方式,其目的是为了掌握管理相对人现实执业中依法执法的状况。卫生监督部门可根据实际情况,建立日常监督检查机制,提高卫生监督检查的效率和效果。实施监督检查前,应当制订检查工作方案,根据风险等级、量化分级要求、工作重点等因素,进一步明确各专业的重点监管对象和一般监管对象,提出不同的日常监督检查要求。同时,结合各专业的要求,并结合区域的特点,制定相应的年度工作计划,细化日常监督检查的覆盖、频次等内容,提升卫生监督检查效果。在具体实施过程中,要按照各专业的检查要点全面、细致地开展日常监督检查,并认真制作相关执法文书。在日常监督检查中发现违法违规行为应依法处理,落实后续相关行政执法行为。在开展日常监督检查的同时,要做好法律法规的宣传贯彻及培训,强化管理相对人的卫生计生责任意识。

(二)专项监督检查

专项监督检查,是指对某一类或某几类管理对象,围绕某个专题进行全面、重点的检查活动。通常用于特定时期或者正对某个较突出的问题,通过一定时期、集中力量的、有针对性的专题检查,便于找问题、查原因、整顿市场,对提高专题相对应的管理对象依法执业秩序有较大作用。具体而言,专项监督检查可根据年度工作安排,结合重点、热点、难点和举报投诉集中的问题、突发事件、媒体曝光、督办交办等情况,针对存在的突出问题开展专项监督检查工作。一个专项监督检查可以一次性完成,也可以连续几年持续深入进行。对于确定的专项监督工作,卫生计生行政机关需要制定实施方案,明确检查目的、检查范围、检查方式、检查重点、检查时间、检查分工、检查进度等情况,集中力量、聚焦问题组织开展专项检查活动,并及时对专项检查工作进行指导、评估、总结,落实查处、整改等后续工作,提高工作成效。

(三)"双随机"卫生监督抽查

在各部门不断推广随机抽查机制、规范事中事后监管工作的背景下,卫生计生行政部门从2016 年起也大力开展"双随机"监督抽查。"双随机"监督抽查,是国务院为了进一步加快转变政府职能,落实简政放权、放管结合、优化服务的部署和要求,明确要求各级政府部门积极探索推广的新型监管模式,即建立市场主体名录库(或管理对象名录库)和执法检查人员名录库,通过摇号等方式,从市场主体名录库(或管理对象名录库)中随机抽取检查对象,从执法检查人员名录库中随机选派执法人员。通过推广运用电子化手段,对"双随机"抽查做到全程留痕,实现责任可追溯。开展"双随机"监督抽查,一要事先制定随机抽查事项清单,明确检查依据、主体、内容、方式等内容,随机抽查事项清单要根据法律、法规、规章的修订情况和工作实际进行动态调整。二要建立"双随机"

抽查机制,建立随机抽取检查对象、随机选派执法检查人员的"双随机"抽查机制,严格限制监管部门的自由裁量权。三要合理确定随机抽查的比例和频次。随机抽查事项的抽查频次原则上每年一次,抽查比例要根据当年工作情况合理确定,既保证必要的抽查覆盖面和工作力度,又要防止检查过多和执法扰民。对投诉举报多、列入经营异常名录或有严重违法违规记录等情况的检查对象,要加大随机抽查力度。四要加强检查结果运用,对抽查发现的违法违规行为,要依法依规加大惩处力度,形成有效震慑,增强检查对象守法的自觉性。抽查情况及查处结果要按规定向社会公布,接受社会监督。

(四) 行政许可后卫生监督检查

行政许可后卫生监督检查,应当依据《中华人民共和国行政许可法》和对行政许可后监管工作的要求和规定,根据不同专业和类别的监管内容要求和特点,确定行政许可后监督检查对象、内容及检查方式和措施,对许可发证后管理相对人的卫生计生状况进行及时有效的监督检查。依据行政许可标准,结合日常监督检查要求,对新发证对象开展许可后卫生监督检查。卫生计生行政部门可以规定在发证后一定的期限内完成对许可对象的许可后监管,重点核查许可对象是否按照被许可审批的条件、标准、范围等开展生产经营活动,是否按照承诺的内容落实场地、设施、人员配备及相应的管理要求,将行政许可与日常监督检查、校验等工作相衔接,使得行政许可后监管工作切实落到实处。根据监管发现的不同情况,采取责令改正、行政处罚、撤销行政许可等措施,有效保证许可条件的落实。

(五) 行政执法后复查

行政执法后复查,是对前续执法行为的跟进,是对管理相对人卫生行政决定履行和整改情况实施的监督检查,可以作为卫生监督内部质量控制和检查执法质量的一种有效手段,以期进一步落实行政执法的结果成效。在实际工作中,可将行政处罚、责令整改、监督意见、投诉举报、重大媒体关注等执法事项作为开展复查工作的重点。各卫生监督部门可以有重点地对被处罚人行政处罚结果履行情况、违法违规行为整改情况、投诉举报结果消除情况、重大媒体关注热点后续情况等开展处罚后复查。对于需要开展执法后复查的情况,可规定在一定的期限内完成。根据违法行为性质及危害程度,可以采取现场检查、书面调查、询问调查等方式完成复查。

四、卫生监督检查的
程序与要求

卫生监督检查和监督抽检两种形式的程序和要求不尽相同,本课程主要介绍常规监督检查的程序和要求,对于监督抽检的程序和要求,由后续课程专题介绍。

一般性的卫生监督检查作为一项具体行政行为,应遵循合法性的原则,因此,程序性是监督检查的必然要求。不同于有统一程序性和实体性要求的行政处罚和行政强制等行政行为,各地卫生监督部门仅在执法规范性、权利告知、文书制作等方面有一些关于监督检查行为的具体规定。

结合卫生计生执法实践,可以将卫生监督检查工作分为检查前准备和检查实施两个阶段,下文将对不同阶段的程序性要求进行详述。

(一) 检查准备阶段

1. 监督检查前的准备工作

(1) 熟悉被检查人的有关情况和监督检查的有关内容。应当熟悉有关卫生法律、法规和规章的相关内容;了解有关卫生标准和卫生要求;通过卫生监督一户一档信息系统了解被检查人基本情况,如生产状况、生产环境、生产工艺、经营范围、获得的许可事项、以往监督情况等。

（2）备好监督检查所需的监测、采样及取证的工具和设备。随着信息化执法设备的更新升级,配备适用的现场执法终端设备。

（3）备好监督检查所需的文书,如现场笔录、询问笔录、产品样品采样记录、非产品样品采样记录、卫生监督意见书、证据先行登记保存决定书、卫生行政控制决定书、封条、卫生行政强制决定书、当场行政处罚决定书等。

（4）根据监督检查内容,合理安排监督员,拟定监督检查计划。

2. 特定目的的监督检查准备

（1）投诉举报调查。主要是：① 对投诉举报内容进行分析讨论,必要时可成立专案组；② 制定详细调查方案,确定监督检查的重点内容或检查中应重点注意的环节；③ 根据需要,对投诉举报内容进行前期的暗访摸底,或就投诉举报内容对被投诉举报人或相关知情人进行外围调查。

（2）无证行医调查。主要是：① 根据现有的卫生监督无证行医库了解行医点或行医人的基本情况和历史处罚情况；② 可先行暗访摸底,了解无证行医场所及周边情况；③ 必要时可会同公安、工商、城管等部门联合执法；④ 准备好照相机、摄像机等取证工具和收缴物品运输工具；⑤ 拟定遇阻扰执法、暴力抗法等突发情况时的应急预案。

（3）突发公共卫生事件调查。主要是：① 制定应急预案，配置应急仪器，配备应急队伍；② 接到有关信息后应尽快进入现场；③ 熟悉各类突发公共卫生事件的处理原则。

（4）暗访调查。主要是：① 注意安全，避免暴露身份；② 准备好摄影、摄像等取证设备；③ 摸清经营场所及周边情况，生产经营流程，原材料、药品、器械、生产工具等的储存场所，生产产品流向。

（5）检验不合格情况的复查。主要是：① 准备好不合格样品的采样单及检验报告；② 对不合格样品及不合格项目的原因进行分析；③ 准备好相关的采样仪器及工具；④ 准备好采样相关文书。

（二）检查实施阶段

1. 一般要求

对于卫生监督检查行为，虽然没有法定的明确要求，但一般来说，我们可以从合法、规范、有效的角度提出相应的要求：

（1）监督检查由两名以上监督员进行。监督员在监督检查时应表明身份，出示证件，着装整齐，并告知被检查人实施监督检查的依据和相关的权利义务。

（2）监督员在监督检查中应做到严格执法，文明执法；既要防止"滥作为"，又要杜绝"不作为"。

（3）监督员进行监督检查时应根据被检查人的具体情况分别行使下列监督检查职权：① 听取被检查人根据监督检查内容所作的介绍；② 查阅被检查人的相关证照、主体资格、身份证明、制度、记录、技术资料、产品配方和必需的财务账目及其他书面文件；③ 运用卫生专业技术手段进行实地检查、勘验、测试和采样；④ 根据需要对有关人员进行询问；⑤ 确定事实证据。

（4）根据不同的监督目的，合理安排监督员和职责分工。每次监督检查的内容一般不需面面俱到，可以有所侧重，但重点内容的检查应全面、深入、细致，不应满足于局部或表面。

（5）监督检查所取证物尽可能是原件、原物，确有困难的，可由提交证据的单位或个人在复制品、照片等物件上签章，并注明"与原件核对无误"等字样或文字说明。

（6）监督检查须进入特殊区域时，应遵守被检查人的卫生、安全管理规定，避免影响被检查人的正常工作秩序、工作条件和工作环境等。

（7）监督员在监督检查中发现被检查人存在违反有关卫生法律、法规、规章的事实，除制作现场检查笔录外,还应根据卫生行政处罚程序的有关规定,及时、积极开展书证、物证、影像资料等其他相关证据的收集工作。

（8）监督员发现证据有可能毁损、灭失或以后难以取得的情况时,应当及时调取或采取证据先行登记保存、封存、留样及摄影摄像等证据保全措施。

2. 证据搜集要求

监督员在监督检查过程中,应当注意搜集与事实有关的证据,尤其对一些明显违反卫生计生法律、法规和规章的事实或者行为;应当通过各种形式固定证据,以便依法作出进一步处理;应在第一时间搜集易被藏匿的证据,主要有生产经营记录、病历、门诊登记、检查治疗单、收费单据等。

各类证据间应当能形成一条足以证明违法事实或行为的证据链,一般常用的有以下七类证据:

（1）现场笔录。这是对监督检查现场的客观记录。内容包括与违法行为或违法事实相关的状况、位置、状态、情节,应当符合下列要求:① 笔录应当载明时间、地点和事件等内容,并由卫生监督员和被检查人签名。现场笔录应当现场制作,不得事后补做;② 被检查人拒绝签名或者不能签名的,应当注明原因,并邀请见证人签名。

（2）当事人陈述。询问当事人的,应当询问好记录。内容包括违法行为或违法事实的时间、地点、行为、行为人、情节及后果,当事人对调查询问笔录的确认意见等,应当符合下列要求:① 制作笔录时,不得对有关人员进行诱导、欺骗、强迫;② 对有关人员进行调查询问,应当分别单独进行。

(3)证人证言。询问与违法行为有关的证人时,应当做好询问笔录,也可以由证人自书相应的陈述材料,应当载明下列内容:① 写明证人的姓名、年龄、性别、职业、住址、身份证件号码、联系电话等基本情况;② 证人就所知道的违法事实作出的客观陈述;③ 有证人的签名;不能签名的,应以捺指印或盖章等方式证明;④ 注明出具证言的日期;⑤ 附有居民身份证复印件等证明证人身份的文件。

(4)物证。搜集与违法行为或违法事实有关的物证,如生产经营的产品及生产工具,无证行医使用的药品、医疗器械等,应当符合下列要求:① 收集物证时,应当提取原物。在提取原物确有困难的情况下,可以提取与原物核对无误的复制件或者证明该物证的照片、录像等其他证据;② 原物为数量较多的种类物的,提取其中的一部分。

(5)书证。搜集与违法行为有关的书证,如生产加工记录,来往票据,医疗文书等,应当符合下列要求:① 收集的原件、原本和副本均属于书证的原件。收集原件确有困难的,可以收集与原件核对无误的复印件、照片或节录本,但需提交证据的单位或个人在复印件、照片或节录本上签字或加盖公章,并注明"与原件核对无误"字样或文字说明;② 收集由有关部门保管的书证原件的复制件、影印或者抄录件的,应当注明出处,经该部门核对无异后加盖其印章;③ 收集报表、图纸、会计账册、专业技术资料、科技文献等书证的,应当附有文字说明材料;④ 提取的书面证据材料应当由当事人逐页签名或者盖章、署日期,提取的复印材料应当由当事人注明"经核对与原件无误"后签名或者盖章、署日期,一份材料由两页纸以上组成的,应当要求提供人加盖骑缝章。

（6）视听资料。收集与违法行为有关的计算机数据、录音或者录像等视听资料,应当符合下列要求:① 收集原始载体。收集原始载体确有困难的,可以收集复制件;② 注明制作方法、制作时间、制作人和证明对象等;③ 影音资料应当附有该声音内容的文字记录。

（7）鉴定结论。收集现场采样物品的检验报告,应当符合下列要求:① 应当载明委托人和委托鉴定的事项、向鉴定部门提交的相关材料、鉴定的依据和使用的科学技术手段、鉴定部门和鉴定人鉴定资格的说明,并应有鉴定人的签名和鉴定部门的盖章;② 通过分析获得的鉴定结论,应当说明分析过程；③ 封样检测鉴定的，应要求当事人在封样上签名，对可以备份的检材，应当备份。

五、卫生监督检查
结果的应用

对于卫生监督检查的结果，可以按照不同的用途，分为卫生计生状况评价依据、卫生计生行政处理依据和卫生计生违法行为证据三种类型。可以通过历次的监督检查情况对管理相对人的卫生状况进行总体评估，由此发现其变化趋势，作为量化分级管理的重要依据。对于在监督检查中发现的问题，可以通过责令改正、提出监督意见、采取强制措施、行政处罚、公告等各种方式进行处理：

（1）违法事实情节显著轻微的，可以发出《卫生监督意见书》，要求被检查人予以纠正。

（2）违法事实清楚并有法定依据，依照《中华人民共和国行政处罚法》和有关卫生法律、法规和规章，可以适用简易程序当场作出行政处罚的，应该当场作出行政处罚。

（3）违法事实需作进一步调查取证予以核实的，应依照《中华人民共和国行政处罚法》和行政处罚程序中一般程序的有关规定，予以立案并作进一步处理。

（4）违法事实不属于本卫生计生行政部门管辖的,应及时移送有关部门进一步处理:

1）移送上一级卫生计生行政部门处理:违法事实依法应当由上一级卫生计生行政部门处理的;

2）移送司法机关处理:违法事实情节严重,危害极大,应当追究其刑事责任的;

3）移送其他行政执法机关处理:违法事实应当由其他行政执法机关处理的;

4）移送纪检监察部门处理:违法事实涉及被监察对象违纪违法的。

（5）对于抽检结果的应用。对卫生监督抽检结果不合格的产品、水、场所或环境,应由卫生计生行政部门依照有关卫生法律、法规、规章对被抽检单位或个人进行查处并要求其进行整改。可以依据其不合格项目或者指标的可能危害后果,依法对产品、场所的进行控制或者采取强制措施,对于可能造成传染病或者其他公共卫生事件的,应及时报请上级行政部门或者政府采取相应的措施予以处置。

（6）对卫生监督和抽检结果,可通过媒体公示或曝光的形式向社会公开,保障公民的知情权和监督权。另外,卫生计生行政部门应对监督抽检的数据情况进行统计分析,定期向社会发布卫生计生状况预警信息。

课程五　卫生计生行政处罚

一、概　　述

(一) 卫生计生行政处罚的概念

　　1996 年全国人大颁布实施的《中华人民共和国行政处罚法》,是规范行政机关行政处罚行为的基本法律。行政处罚,是指行政机关为保护公民、法人和其他组织的合法权益,维护公共利益和社会秩序,依照法定职权和程序,对违反行政法律规范的尚未构成犯罪的行为主体给予行政制裁的行政行为。

　　卫生计生行政处罚有狭义和广义之分。狭义的卫生计生行政处罚,其执法主体只限于各级卫生计生行政部门,是指县级以上卫生行政机关依据卫生法律、法规、规章,对应受制裁的违法行为,作出的警告、罚款、没收违法所得、责令停产停业、吊销许可证以及卫生法律、行政法规规定的其他行政处罚。广义的卫生计生行政处罚,是指除各级卫生计生行政部门外,还包括药品监督部门、质量监督检验检疫机关等其他具有某一方面卫生事务管理和执法职能的行政机关或者法律法规授权的组织,对公民、法人或其他组织违反卫生计生行政法律规范的行为所给予的制裁。我们这里讨论的卫生计生行政处罚,是指狭义的卫生计生行政处罚。

(二) 卫生计生行政处罚的原则

按照《中华人民共和国行政处罚法》和《卫生行政处罚程序》等规定,实施卫生计生行政处罚,应当遵循以下原则:

1. 法定原则

处罚法定原则是行政合法性原则在行政处罚行为中的集中体现。其基本内涵是:处罚依据法定、实施处罚的主体法定、实施处罚的职权法定和处罚程序法定。

2. 公正、公开原则

公正,是指行政机关在处罚中对受罚者用同一尺度平等对待。公正原则主要表现在:① 行政处罚以事实为依据,以法律为准绳,法律面前人人平等;② 实行回避制度,包括执法人员自行回避和行政管理相对人申请回避;③ 处罚程序适宜;④ 处罚事先告知等。行政处罚的公正原则的内涵也包括过罚相当,即行政处罚与违法行为的事实、性质、情节以及社会危害程度相当。就是说,实施处罚要综合考量以下因素:① 违法行为情节怎样,区别出是否有情节严重应该给予刑事处罚的行为,或情节轻微不够行政处罚的;② 社会危害程度怎样,是严重危害社会还是对社会无大危害。

公开,是指行政机关对于有关行政处罚的法律规范、执法人员身份、主要事实根据等与行政处罚有关的情况,应向当事人公开。公开原则在行政处罚上的主要表现是:① 依据公开;② 执法人员的身份公开;③ 有关文书,除法律、法规规定限制的以外,允许当事人及利害关系人阅览、摘记及复制。

3. 处罚与教育相结合原则

行政处罚是法律制裁的一种形式,但又不仅仅是一种制裁,它兼有惩戒与教育的双重功能。处罚不是目的,而是手段,卫生计生行政机关通过处罚当事人达到教育的目的。行政机关在行政处罚的适用中应当始终坚持处罚与教育相结合。《行政处罚法》第三十一条为贯彻处罚与教育相结合原则具体规定了告知制度,通过告知使当事人受到法制的教育。此外,听证制度也是进行法制宣传和教育的形式之一,行政机关在听证过程中通过陈述事实、列举证据、援引法律的方式，进一步普及法制观念，使当事人及其他参与人从中受到教育。执法人员自觉遵守法律秩序，同时也要教育他人维护法律，提高法制观念。

4. 保障相对人权利原则

相对人对行政主体给予的行政处罚依法享有陈述权、申辩权，对责令停产停业、吊销许可证或执照、较大数额的罚款等行政处罚依法享有听证权；对行政处罚决定不服的，有权申请行政复议或者提起行政诉讼。相对人因行政机关违法给予行政处罚受到损害的，有权提出赔偿要求。在行政处罚中必须提供充分的救济，才能真正保障相对人的权利。

5. 监督制约原则

该原则要求上级机关对下级机关实施的行政处罚、本机关内部法制机构对本机关实施的行政处罚进行监督。主要是对行政机关及其执法人员实施和适用行政处罚的情况进行了解、督促和检查，对违法或者不当的行政处罚决定予以撤销、更正，及时加以纠正。目前多数卫生监督机构都设立了稽查或法制科室，专门负责对本机构的行政处罚案件进行审核把关。省级和设区的市级卫生监督机构对辖区内实施卫生计生行政处罚的情况组织进行稽查、案件评查等监督措施，都是贯彻实施监督制约原则的具体体现。

(三) 卫生计生行政处罚的设定

法律可以设定各种行政处罚。行政法规可以设定除限制人身自由以外的行政处罚。卫生计生法律不涉及限制人身自由的处罚,因此卫生计生法律和卫生计生行政法规设定的处罚种类是一致的,涵盖了除限制人身自由以外的各种处罚。比如我们执法常用的《中华人民共和国执业医师法》,设定的处罚种类包括警告、罚款、没收违法所得及其药品、器械、责令暂停执业活动、吊销执业证书;常用卫生行政法规《医疗废物管理条例》,设定的处罚种类包括警告、罚款、没收违法所得、暂扣或者吊销执业许可证件或者经营许可证件。

法律对违法行为已经作出行政处罚规定,行政法规需要作出具体规定的,必须在法律规定的给予行政处罚的行为、种类和幅度的范围内规定。如《中华人民共和国人口与计划生育法》第三十六条规定:违反本法规定,有下列行为之一的,由计划生育行政部门或者卫生行政部门依据职权责令改正,给予警告,没收违法所得;违法所得一万元以上的,处违法所得二倍以上六倍以下的罚款;没有违法所得或者违法所得不足一万元的,处一万元以上三万元以下的罚款;情节严重的,由原发证机关吊销执业证书;构成犯罪的,依法追究刑事责任。其中就包括非法为他人施行计划生育手术的;其后颁布的《计划生育技术服务管理条例》第三十一条规定:计划生育技术服务机构或者医疗、保健机构以外的机构或者人员违反本条例的规定,擅自从事计划生育技术服务的,由县级以上地方人民政府计划生育行政部门依据职权,责令改正,给予警告,没收违法所得和有关药品、医疗器械;违法所得 5 000 元以上的,并处违法所得 2 倍以上 5 倍以下的罚款;没有违法所得或者违法所得不足 5 000 元的,并处 5 000 元以上 2 万元以下的罚款;造成严重后果,构成犯罪的,依法追究刑事责任。

地方性法规可以设定除限制人身自由、吊销企业营业执照以外的行政处罚。

法律、行政法规对违法行为已经做出行政处罚规定,地方性法规需要做出具体规定的,必须在法律、行政法规规定的给予行政处罚的行为、种类和幅度的范围内规定。

国务院部门制定的规章可以在法律、行政法规规定的给予行政处罚的行为、种类和幅度的范围内做出具体规定。如《医疗机构管理条例》第四十四条规定:违反本条例第二十四条规定,未取得《医疗机构执业许可证》擅自执业的,由县级以上人民政府卫生行政部门责令其停止执业活动，没收非法所得和药品、器械，并可以根据情节处以1万元以下的罚款。《医疗机构管理条例实施细则》第七十七条在《条例》规定的范围和幅度内做了细化的规定，对未取得《医疗机构执业许可证》擅自执业的，责令其停止执业活动，没收非法所得和药品、器械，并处以三千元以下的罚款；有下列情形之一的，责令其停止执业活动，没收非法所得和药品、器械，处以三千元以上一万元以下的罚款：（一）因擅自执业曾受过卫生计生行政部门处罚；（二）擅自执业的人员为非卫生技术专业人员；（三）擅自执业时间在三个月以上；（四）给患者造成伤害；（五）使用假药、劣药蒙骗患者；（六）以行医为名骗取患者钱物；（七）省、自治区、直辖市卫生计生行政部门规定的其他情形。尚未制定法律、行政法规的，国务院部、委员会制定的规章对违反行政管理秩序的行为，可以设定警告或者一定数量罚款的行政处罚。

省、自治区、直辖市人民政府和省、自治区人民政府所在地的市人民政府以及经国务院批准的较大的市人民政府制定的规章可以在法律、法规规定的给予行政处罚的行为、种类和幅度的范围内做出具体规定。尚未制定法律、法规的，前述人民政府制定的规章对违反行政管理秩序的行为，可以设定警告或者一定数量罚款的行政处罚。

其他规范性文件不得设定行政处罚。

二、卫生计生行政
处罚的种类

卫生计生行政处罚的种类,是指卫生计生行政处罚主体实施的直接影响相对人实际权益的具体行为方式,它是卫生计生行政处罚的外在具体表现形式。我国现有的各类行政法律规范所设定的行政处罚种类繁多,名称不一。根据行政处罚的内容,通常将其分为以下四类:① 人身自由罚。即对公民的人身自由进行限制或者剥夺的处罚,如行政拘留;② 财产罚。即强迫违法者履行金钱给付义务或者剥夺其财产的处罚,如罚款、没收违法所得;③ 能力罚。也称行为罚,即对违法者的行为予以限制或者作出行为的权利予以剥夺的处罚,如责令停产停业、吊销许可证;④ 声誉罚。也称申戒罚,即对违法者的名誉、荣誉、信誉等精神上的利益造成一定损害的处罚,如警告。

《行政处罚法》第八条明确规定了行政处罚的种类包括以下七种:① 警告;② 罚款;③ 没收违法所得、没收非法财物;④ 责令停产停业;⑤ 暂扣或者吊销许可证、暂扣或者吊销执照;⑥ 行政拘留;⑦ 法律、行政法规规定的其他行政处罚。其中的第七项是概括性规定,也就是说,在《行政处罚法》施行以前已经颁布实施的其他法律、行政法规规定有上述前六种处罚种类之外的行政处罚种类继续可以采用,但在《行政处罚法》颁行以后,无论是立法还是执法,原则上不得超过上述前6种类别,但也不排除根据现实需要,法律、行政法规创设新的行政处罚种类。

对于卫生计生行政处罚来说,由于《行政处罚法》第十六条规定,限制人身自由的行政处罚权只能由公安机关行使。因此,我国卫生计生方面的法律、法规、规章规定的行政处罚种类如下。

(一)警告

警告,属于声誉罚,是指卫生行政机关对管理相对人违反卫生行政法律规范的行为的谴责和训诫。其目的是通过给予相对人精神上的惩戒,以申明其有违法行为,并促使其以后不再违法,否则就要受到更加严厉制裁的处罚。警告既适用于公民,也适用于法人和其他组织。警告属于要式行政行为,行政处罚决定必须由卫生计生行政机关以书面形式作出。作为行政处罚种类之一的警告,与行政处罚主体在发现违法行为后、作出行政处罚决定之前责令违法人改正违法行为的先前告示存在法律性质上的根本不同。

(二)罚款

罚款,属于财产罚,是指卫生计生行政处罚主体强迫违法相对人缴纳一定数额的货币,依法使相对人的某些财产权遭到一定损失或被剥夺的处罚形式。罚款是对违法相对人合法财产权的剥夺,如果违法相对人的金钱所得属于非法收益,则必须依法加以没收。罚款的行政处罚并不局限于有侵犯他人财产权的违法行为,行为人只要违反了法律法规或者规章的规定,侵犯了行政管理秩序,就可以依法予以罚款。

从形式上看,行政处罚的罚款与刑法上规定的罚金都是向国家交纳一定数额钱款的处罚,但两者在性质、适用机关、适用的对象等方面存在本质的不同。罚款是一种行政处罚,由具有行政处罚权的行政处罚主体向违反行政法律规范的相对人作出;而罚金是一种刑事处罚,是刑罚附加刑的一种,它只能由人民法院根据刑法的有关规定作出,只适用于已经构成犯罪的自然人和单位。当然,根据行政处罚一事不再罚的原则,如果行政违法人的行为已经构成犯罪,在行政机关已经给予罚款的行政处罚后,人民法院又判处罚金的,此时,罚款可以折抵罚金。

(三) 没收违法所得、没收非法财物

没收违法所得、没收非法财物，属于财产罚。财产的所有权必须依法取得，以违法手段获取的财产不属于行为人的合法财产，不受法律保护。

没收违法所得，是指卫生计生行政处罚主体依法将相对人通过违法行为获得的财产收归国有的处罚形式。与罚款不同，没收违法所得指向的是违法行为人的非法财产；罚款指向的是违法行为人的合法财产。没收违法所得也不同于刑罚中的没收财产，没收财产是人民法院判决犯罪分子将其个人所有的财产的一部分或全部强制无偿地收归国有的刑罚方法，指向的也是行为人的合法财产。

没收非法财物，是指卫生计生行政处罚主体依法将违禁物品或者违法行为人用以实施违法行为的工具予以收缴的处罚形式。用于实施违法行为的工具主要包括非法获利的工具和与构成违法行为有关的物品，如非法行医用的药品、器械、工具等。

(四) 责令停产停业

责令停产停业，属于能力罚，是指卫生计生行政处罚主体责令违法相对人停止相关生产经营活动，从而剥夺或者限制违法相对人从事某种生产经营活动权利的一种处罚形式。

责令停产停业具有以下特点：① 责令停产停

业是通过限制或者剥夺违法行为人从事某种活动的能力，间接影响其财产权的处罚，以区别于罚款、没收财物等直接限制或者剥夺违法行为人财产权的财产罚；② 责令停产停业是对违法行为人处以不作为的义务；③ 责令停产停业只是在一定时期内限制或剥夺违法行为人的生产经营权，并未最终剥夺其从事生产经营的资格。如果违法行为人在法定期限内及时纠正了违法行为，履行了法定义务，仍可以继续从事曾被停止的生产经营活动；④ 责令停产停业只能适用于较严重的违法行为。因此，根据《行政处罚法》第四十二条规定，被处以责令停产停业处罚的当事人有要求举行听证的权利。

（五）暂扣或者吊销许可证

暂扣或者吊销许可证，属于能力罚，是指卫生计生行政机关依法暂时扣押或者收回违法行为人已经获得的从事某种活动的资格证书，以限制或者剥夺违法行为人从事某种活动的特许权利和资格的处罚形式。

在卫生计生行政管理领域，卫生计生行政许可作为一项重要制度，在卫生计生机构和专业人员监管、健康相关产品监管、公共卫生管理等方面广泛适用。卫生计生许可证或证书是卫生计生行政机关根据卫生计生法律、法规的规定，依相对人的申请,对符合法定条件的申请人核发的,是准许其从事某种特定活动、享有某种资格的法律凭证,如医疗机构、母婴保健机构、采供血机构的执业许可证,医师、护士的执业证等。如果持证人有违法行为,有权机关可依法暂扣或者吊销该法律凭证。吊销与暂扣又有所不同,暂扣许可证、执照只是暂时中止持证人从事某种活动的资格,待其改正违法行为或经过一定期限后,可以再予发还;而吊销许可证是对违法者从事该凭证所允许的某种活动资格或原来享有的某种权利的取消,是除限制人身自由以外的行政处罚中最严厉的一种处罚。为保护相对人的合法权益,《行政处罚法》规定了听证程序,以慎重适用吊销许可证的处罚。

三、卫生计生行政处罚程序

实施行政处罚的程序,分为简易程序、一般程序和听证程序。三种程序分别适用不同处罚幅度和处罚程序。

(一) 简易程序

发生以下三种情形时可以适用简易程序:① 予以警告的行政处罚;② 对公民处以 50 元以下罚款的行政处罚;③ 对法人或者其他组织处以

1 000元以下罚款的行政处罚。

相比一般程序而言,简易程序主要在内部程序,如受理、立案、调查终结、合议、审批等程序中有所简化。具体流程如下:

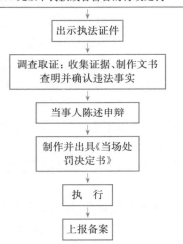

卫生行政处罚流程图(简易程序)

(二)听证程序

根据《行政处罚法》第四十二条规定,行政机关作出以下行政处罚决定之前,当事人有要求举行听证的权利:① 作出责令停产停业;② 吊销许

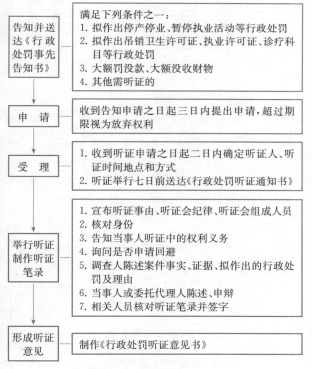

卫生计生行政处罚流程图(听证程序)

可证或执照;③ 较大数额罚款;④ 其他需要听证的案件。在实施听证程序的处罚案件中,较大数额罚款的具体数额范围应当依照各地的规定执行。2015 年 11 月上海市人民政府颁布了《上海市行政处罚听证程序规定》,对行政处罚中听证的

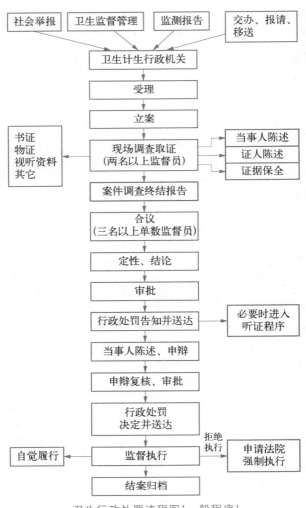

卫生行政处罚流程图(一般程序)

范围和内容作了进一步细化,其中第三条规定:行政机关作出责令停产停业、吊销许可证或者执照、较大数额罚款、较大数额没收违法所得或者较大数额没收非法财物等行政处罚决定前,应当告知当事人有要求举行听证的权利。当事人要求听证的,行政机关应当组织听证。国务院有关部门规定适用听证程序的行政处罚种类超出前款听证范围的,从其规定。

(三)一般程序

除《行政处罚法》第三十三条规定的可以当场作出的行政处罚外,行政执法应适用一般程序。按照原卫生部 2012 版《卫生行政执法文书规范》第三十三条规定,对拟适用听证程序的行政处罚案件或其他重大行政处罚案件在调查终结后,组织有关人员对案件进行合议。但并没有明确规定适用合议程序的案件范围,目前,各地依照各自的制度规定对处罚案件组织合议。

四、卫生计生行政处罚的实施

(一)实施卫生计生行政处罚的主体

按照《行政处罚法》的规定,实施行政处罚的主体包括以下三类：一是行政机关；二是法律法规授权的组织，即法律、法规授权的具有管理公共事务职能的组织；三是受委托的组织，即行政机关依照法律、法规或者规章的规定，在法定权限内委托的符合条件的组织。

根据《卫生行政处罚程序》第三条规定，卫生计生行政处罚的实施主体是县级以上卫生行政机关。目前，各级卫生监督机构受同级卫生计生委委托，按照"分级管理、属地管理"的原则，具体履行计划生育监督执法任务，以卫生计生行政机关的名义对外承担卫生行政执法的具体事务。《中华人民共和国行政诉讼法》第二十六条规定：当事人不服提起诉讼的，应当以作出具体行政行为的行政机关为被告。因此，卫生监督机构受卫生计生委委托承办的行政处罚案件如被提起诉讼，被告应为委托机关即卫生计生委。

（二）实施卫生计生行政处罚的条件

实施行政处罚的构成要件包括：第一，存在明确的违法行为；第二，有确定的实施行政处罚的法律、法规、规章依据；第三，当事人具备完全责任能力。

在行政处罚的具体适用方面，执法人员需要依据《行政处罚法》重点把握以下制度规定。

（1）责令改正制度。《行政处罚法》第二十三条规定：行政机关实施行政处罚时，应当责令当事人改正或者限期改正违法行为。该条款强调了行政处罚是手段，而不是目的。因此，一般情况下，执法人员在发现违法行为后，应及时对当事人提出"责令整改"的意见，要求当事人改正违法行为。接下来，如果责令整改的行为属于应当处罚的行为，再按法定程序实施行政处罚。在这方面，有些地区还建立了较好的监督整改制度，要求对存在违法行为或进行了处罚的相对人进行整改情况的回访，查看其改正情况。该做法较好地保证了卫生计生行政执法的效果，值得推荐。

（2）一事不再罚。《行政处罚法》第二十四条规定：对当事人的同一个违法行为，不得给予两次以上罚款的行政处罚。因此，对违法当事人的同一个违法行为，不得以同一事实和同一理由给予两次以上的行政处罚。同一事实和同一理由是一事不再罚原则的共同要件，二者缺一不可。同一事实是指同一个违法行为，即从其构成要件上只符合一个违法行为的特征；同一理由是指同一法律依据。

这里需要理清两点：第一，"同一违法行为"应该是指时间、地点、主体、行为四要素的同一。第二，根据《行政处罚法》第二十四条的规定，此处所谓的"不再罚",仅指不得给予两次以上的罚款处罚。对同一违法行为,各机关按照各自职责依法予以不同种类的处罚,不属于《行政处罚法》第二十四条限定范围。

(3) 行政处罚追责时效。行政处罚追责时效是指行政机关追究违法行为当事人的行政处罚法律责任的法定有效期限。违法行为已经超过追责时效期限的,不再追究行政处罚法律责任。《行政处罚法》第二十九条规定:违法行为在二年内未被发现的,不再给予行政处罚。法律另有规定的除外。前款规定的期限,从违法行为发生之日起计算;违法行为有连续或者继续状态的,从行为终了之日起计算。

(三) 被处罚主体认定

《行政处罚法》和《卫生行政处罚程序》确定的被处罚主体包括公民、法人和其他组织三类。

公民是指具有一个国家的国籍,并根据该国的法律享有权利和承担义务的自然人。所谓自然人,则是指一切具有自然生命形式的人。我国《民法通则》第八条第二款明确规定:本法关于公民的规定,适用于在中华人民共和国领域内的外国人、无国籍人,法律另有规定的除外。

法人,根据我国《民法总则》第五十七条规定:

法人是具有民事权利能力和民事行为能力，依法独立享有民事权利和承担民事义务的组织。

其他组织，我国《民事诉讼法》第四十八条明确规定：其他组织是指合法成立、有一定的组织机构和财产，但又不具备法人资格的组织。

在卫生计生行政执法实践中，认定违法主体时，如果当事人为公民，应当以其身份证载明的信息为准，包括姓名、性别、民族、住址、身份证号等内容；如果当事人是法人或其他组织，应当以其法人登记或组织机构登记的证明文件载明的信息为准，包括单位全称、地址、法定代表人姓名、证件号码等内容。

除此之外，在主体认定方面，我们还会遇到以下难点：

第一，法人非依法设立的分支机构的认定。参考《最高人民法院关于适用〈中华人民共和国民事诉讼法〉的解释》第五十三条的规定，法人非依法设立的分支机构，或者虽依法设立，但没有领取营业执照的分支机构，以设立该分支机构的法人为当事人。

第二，个体工商户的认定。参考《最高人民法院关于适用〈中华人民共和国民事诉讼法〉的解释》第五十九条的规定，个体工商户以营业执照上登记的经营者为当事人。有字号的，以营业执照上登记的字号为当事人，但应同时注明该字号经营者的基本信息。

第三,承包经营和租赁经营机构的认定。需要分两种情况对承包经营和租赁经营机构的认定问题进行讨论:承包(承租)方仍以发包(出租)方名义对外进行经济和社会活动的,其行为后果仍由发包(出租)方承担;承包(承租)方独立领取了营业执照,以自己的名义对外开展经济和社会活动的,则由承包(承租)方承担相应法律责任。

第四,医疗机构的认定。目前,我国医疗机构依其性质不同,分为营利性和非营利性两种类型,一般营利性医疗机构需要进行工商登记,非营利性无需进行工商登记。这种情况也带来另一执法问题,即医疗机构的主体认定以医疗机构执业许可证为准,还是以工商营业执照为准? 目前,在实践中,各地对这一问题的处理做法不一:部分地区认为,有工商营业执照的医疗机构,应以其工商营业执照为准,没有工商营业执照的,以医疗机构执业许可证为准;部分地区则认为,医疗执业许可是医疗机构准入的必备条件,应一律以医疗机构执业许可证为准。

(四) 卫生计生行政处罚案件的管辖与移送

1. 卫生计生行政处罚案件的管辖

对于卫生计生行政处罚案件的管辖问题,《行政处罚法》第二十条至第二十二条规定如下:第一,行政处罚由违法行为发生地的县级以上地方人民政府具有行政处罚权的行政机关管辖。法律、行政法规另有规定的除外;第二,对管辖发生争议的,报请共同的上一级行政机关指定管辖;第三,行政违法构成犯罪的,行政机关必须将案件移送司法机关,依法追究刑事责任。

2. 卫生计生行政处罚案件的移送

卫生计生行政处罚案件的移送,一般存在两种情形:一是不属于本机关管辖的,要向有权管辖的机关移送;二是涉嫌犯罪的,必须向司法机关移送。

涉及管辖移送的案件,应当依照《卫生行政处罚程序》第九条、第十条的有关规定办理,即"卫生行政机关发现查处的案件不属于自己管辖,应当及时书面移送给有管辖权的卫生行政机关。受移送的卫生行政机关应当将案件查处结果函告移送的卫生行政机关。移送地的卫生行政机关如果认为移送不当,应当报请共同的上级卫生行政机关指定管辖,不得再自行移送。上级卫生行政机关在接到有关解决管辖争议或者报请移送管辖的请示后,应当在十日内作出具体管辖决定"。

在卫生计生行政执法实践中,对涉水产品、消毒产品跨区域销售行为的查处中常涉及管辖移送的情形。

涉嫌犯罪的案件,属于刑事法律法规的管辖

范围,必须向司法机关移送。根据《最高人民法院、最高人民检察院关于办理妨害预防、控制突发传染病疫情等灾害的刑事案件具体应用法律若干问题的解释》(法释〔2003〕8 号)、《最高人民法院关于审理非法行医刑事案件具体应用法律问题的解释》(法释〔2016〕27 号)、《最高人民法院、最高人民检察院关于办理非法采供血液等刑事案件具体应用法律若干问题的解释》(法释〔2008〕12 号)等文件可知,卫生计生行政机关在办理传染病管理、非法行医及血液管理等有关问题的案件时,可能涉及案件移送的情形。

涉嫌犯罪案件移送的程序,应当按照国务院 2001 年颁布的《行政执法机关移送涉嫌犯罪案件的规定》(国务院令第 310 号)相关规定执行,具体如下:

第一,移送案件的审批。行政执法机关对应当向公安机关移送的涉嫌犯罪案件,应当立即指定两名或者两名以上行政执法人员组成专案组专门负责,核实情况后提出移送涉嫌犯罪案件的书面报告,报经本机关正职负责人或者主持工作的负责人审批。行政执法机关正职负责人或者主持工作的负责人应当自接到报告之日起三日内作出批准移送或者不批准移送的决定。决定批准的,应当在二十四小时内向同级公安机关移送;决定不批准的,应当将不予批准的理由记录在案。

第二,移送材料。行政执法机关向公安机关移送涉嫌犯罪案件,应当附有下列材料:① 涉嫌犯罪案件移送书;② 涉嫌犯罪案件情况的调查报告;③ 涉案物品清单;④ 有关检验报告或者鉴定结论;⑤ 其他有关涉嫌犯罪的材料。

第三,移送案件的审查和受理。公安机关对行政执法机关移送的涉嫌犯罪案件,应当在涉嫌犯罪案件移送书的回执上签字;其中,不属于本机关管辖的,应当在二十四小时内转送有管辖权的机关,并书面告知移送案件的行政执法机关。

公安机关应当自接受行政执法机关移送的涉嫌犯罪案件之日起三日内,对所移送的案件进行审查。依法决定立案的,应当书面通知移送案件的行政执法机关;依法不予立案的,应当说明理由,并书面通知移送案件的行政执法机关,退回相应案卷材料。

第四,不予受理的移送案件。行政执法机关接到公安机关不予立案的通知书后,认为依法应当由公安机关决定立案的,可以自接到不予立案通知书之日起三日内,提请作出不予立案决定的公安机关复议,也可以建议人民检察院依法进行立案监督。

作出不予立案决定的公安机关应当自收到行政执法机关提请复议的文件之日起三日内作出立案或者不予立案的决定,并书面通知移送案件的行政执法机关。移送案件的行政执法机关对公安机关不予立案的复议决定仍有异议的,应当自收到复议决定通知书之日起三日内建议人民检察院依法进行立案监督。公安机关应当接受人民检察院依法进行的立案监督。

行政执法机关对公安机关决定不予立案的案件,应当依法作出处理。其中,依照有关法律、法规或者规章的规定应当给予行政处罚的,应当依法实施行政处罚。对涉嫌犯罪的案件,卫生计生行政执法应当严格按规定移送,避免以罚代刑;但是,对于实施吊销有关卫生许可证件的案件,卫生行政机关应依法实施吊销的行政处罚。

(五) 执行与结案

卫生计生行政处罚较常用的处罚种类是罚款。罚款应执行罚缴分离制度,即作出罚款决定的行政机关应当与收缴罚款的机构分离。

卫生计生行政处罚决定的执行方式主要包括以下几种:

(1) 当场收缴。《卫生行政处罚程序》第五十四条规定,依法给予 20 元以下罚款的、不当场收缴事后难以执行的,卫生计生执法人员可以当场收缴罚款。此外,当事人向指定银行缴纳罚款确有困难的,经当事人提出,行政机关及其执法人员可以当场收缴罚款。当场收缴必须出具合法有效收据。

（2）自觉履行。当事人按照《行政处罚法》的要求，在规定期限内主动履行行政处罚。

（3）加处罚款、申请强制执行。对在规定期限内不复议、不诉讼又不履行处罚决定的当事人，根据《卫生行政处罚程序》第五十六条的规定，卫生计生行政机关可以采取下列措施：① 每日按罚款数额的百分之三加处罚款，但最高不超过本金。② 对当事人依法进行催告，经催告仍不履行的，申请人民法院强制执行。

（4）暂缓或分期缴纳。当事人确有经济困难，需要延期或者分期缴纳罚款的，经当事人申请和行政机关批准，可以暂缓或者分期缴纳。

（六）卫生计生行政处罚案件结案

案件执行完毕后，相关人员应当制作结案报告，将所有案件材料整理成卷，一案一卷进行归档。

五、卫生计生行政
处罚自由裁量

（一）裁量原则

行使行政处罚裁量应当遵循合法、适当的原则，坚持处罚与教育相结合，并遵循下列一般规则：① 符合法律目的、原则和精神；② 公正、平等对待行政管理相对人；③ 考虑相关事实因素和法律因素，并排除不相关因素的干扰；④ 综合考量违法行为的事实、性质、情节以及社会危害程度等因素，对处罚种类和幅度作出决定。

罚款裁量应当充分全面考虑本地区社会经济发展水平，并起到相应的惩戒效果。

（二）从轻和从重处罚的情形

1. 不予处罚的情形

根据《上海市卫生和计划生育行政处罚裁量适用办法》第五条的规定，有下列情形之一的，依法不予行政处罚：① 不满 14 周岁的公民有违法行为的；② 精神病患者在不能辨认或控制自己行为时有违法行为的；③ 违法行为轻微并及时纠正，未造成危害后果的；④ 法律、法规、规章规定不予行政处罚的其他情形。

违法行为在两年内未被发现的，不再给予行政处罚；法律另有规定的除外。

2. 应当从轻或减轻处罚的情形

根据《上海市卫生和计划生育行政处罚裁量适用办法》第六条的规定，有下列情形之一的，应当依法从轻或者减轻行政处罚：① 主动消除或者减轻违法行为危害后果的；② 受他人胁迫有违法行为的;③ 配合行政部门查处违法行为有立功表现的;④ 已满 14 周岁不满 18 周岁的人有违法行为的;⑤ 法律、法规、规章规定的其他应当从轻或减轻处罚的情形。

3. 可以从轻处罚的情形

根据《上海市卫生和计划生育行政处罚裁量适用办法》第七条的规定,有下列情形之一的,可以从轻行政处罚:① 当事人过失,或在共同违法行为中起次要或者辅助作用的;② 涉案产品或行为危害风险性较低的,涉案产品尚未生产、经营、销售、使用,违法行为尚未开展或持续时间较短,涉案财物数量销量或者违法所得较少,危害后果不大的;③ 主动向卫生计生行政部门报告自身违法行为,或积极配合卫生计生行政部门查清案件事实的;④ 当事人属于盲、聋、哑等残障人士的;⑤ 其他可以从轻处罚的情形。

4. 应当从重处罚的情形

根据《上海市卫生和计划生育行政处罚裁量适用办法》第八条的规定,有下列情形之一的,应当从重处罚:① 违法情节恶劣,造成严重后果的;② 经卫生计生行政部门责令改正违法行为后,继续实施违法行为的;③ 隐匿、销毁违法行为证据的;④ 共同违法行为中起主要作用或者教唆、胁迫、诱骗他人实施违法行为的;⑤ 多次实施违法行为并受到卫生计生行政部门处罚的;⑥ 对举报人、证人打击报复的;⑦ 妨碍执法人员查处违法行为的;⑧ 涉案产品或行为危害风险性较高的,违法行为持续时间较长,涉案财物数量销量或者违法所得较多的;⑨ 在发生突发公共事件时或者其他紧急状态下实施违法行为的。

前款规定的从重情形,有关法律、法规、规章已将其作为一种单独的违法行为予以规定的,不再作为裁量的从重情形。

5. 可以从重处罚的情形

根据《上海市卫生和计划生育行政处罚裁量适用办法》第九条的规定,有下列情形之一的,可以从重处罚:① 当事人有伪造、擅自启封、转移、调换、动用先行登记保存、查封、扣押物品或其他证据情形的;② 当事人拒不采取应急、召回等措施的;③ 造成社会舆论负面后果、群体性事件等严重社会影响的;④ 其他法律、法规、规章规定可以从重处罚的情形。

前款规定的从重情形,有关法律、法规、规章已将其作为一种单独的违法行为予以规定的,不再作为裁量的从重情形。

(三)目前上海市实施的裁量基准

为进一步规范卫生计生行政执法行为,增强

行政处罚裁量合理性,保护公民、法人和其他组织的合法权益,根据《中华人民共和国行政处罚法》和相关卫生计生专业法律、法规、规章的规定,以及《上海市人民政府关于本市建立行政处罚裁量基准制度的指导意见》的有关要求,上海市卫生和计划生育委员会自 2014 年起陆续制定颁布了涉及各个专业行政处罚裁量的规范性文件,包括《上海市卫生和计划生育行政处罚裁量适用办法》《上海市医疗机构行政处罚裁量基准》《上海市学校卫生行政处罚裁量基准》《上海市公共场所卫生行政处罚裁量基准》《上海市饮用水卫生行政处罚裁量基准》《上海市执业医师行政处罚裁量基准》《上海市医疗事故行政处罚裁量基准》《上海市放射卫生行政处罚裁量基准》《上海市医疗废物行政处罚裁量基准》《上海市集中空调通风系统行政处罚裁量基准》《上海市护士行政处罚裁量基准》《上海市处方管理行政处罚裁量基准》《上海市疫苗流通和预防接种管理行政处罚裁量基准》《上海市消毒卫生行政处罚裁量基准》《上海市病原微生物实验室生物安全管理行政处罚裁量基准》等,严格规范行政裁量权,不断提高卫生计生行政执法水平和案件办理质量,严格控制滥用行政处罚裁量权的行为。

课程六　卫生计生行政强制

一、概　　述

(一) 行政强制的概念

行政强制,是指行政机关为实现行政目的,采取强制手段对相对人的人身自由、财产予以强制处置的具体行政行为,包括行政强制措施和行政强制执行。

行政强制措施,是指行政机关在行政管理过程中,为制止违法行为,防止证据毁损、避免危害发生、控制危险扩大等情形,依法对公民的人身自由实施暂时性限制,或者对公民、法人或者其他组织的财物实施暂时性控制的行为。卫生计生行政强制措施,是指卫生计生行政机关在行政管理过程中,为制止违法行为、防止证据损毁、避免危害发生、控制危险扩大等情形,依法对公民的人身自由实施暂时性限制,或者对公民、法人或其他组织的财物实施暂时性控制的行为;是卫生计生行政机关为了预防、制止和控制危害社会行为的发生，及时、高效防范和处置社会生活中的卫生计生违法行为，通过制止违法行为，来保护公民、法人和其他组织的合法权益而采取的强制手段。

行政强制执行，是指行政机关或者行政机关申请人民法院，对不履行行政决定的公民、法人或者其他组织，依法强制履行义务的行为。卫生计生行政强制执行，是指卫生计生行政部门申请人民法院对不履行行政决定的公民、法人或者其他组织依法强制履行义务的行为。

(二) 行政强制的特点

(1) 行政性。行政强制发生在行政管理过程中，是行政机关为了实现行政目的，依照行政程序作出的行政行为。尽管行政机关可以依法申请法院实施强制执行，但行政强制的主体并不因此变成人民法院，行政强制也没有因此改变其行政的性质。这一特点将行政强制与刑事强制、诉讼强制相区分。

(2) 服从性。行政强制是行政机关的单方行为，具有强制力，相对人必须服从。这一特点将行政强制与行政指导、行政合同等非强制性行为相区分。

(3) 物理性。行政强制直接作用于当事人的人身、财产等权利,具有限制公民人身和改变财产物理状态效果的作用。这一特点将行政强制与行政处罚等行为相区分。

(4)依附性。尽管行政作为一类具体行政行为独立存在,但其本身不是目的,不是为了强制而强制,而是为其他行政行为的作出或者实现而服务的。

二、行政强制的种类和设定

(一)行政强制措施的种类和设定

1. 行政强制措施的种类

根据《中华人民共和国行政强制法》(以下简称《行政强制法》)第九条的规定,行政强制措施的种类包括以下五种:

(1)限制公民人身自由。这是法律的专属立法权,主要包括强制传唤、强制隔离、强制检查、强制带离现场、约束等措施。

(2)查封场所、设施或者财物。查封是行政机关以加贴封条的方式,限制当事人对财产的使用和处分的强制措施,主要针对不动产或者其他不便移动的财产。

(3)扣押财产。扣押是行政机关解除当事人对财产的占有并限制其处分的强制措施,主要针对可移动的财产。

（4）冻结存款、汇款。冻结是指限制金融资产流动的强制措施，只有法律才能设定。

（5）其他行政强制措施。如《传染病防治法》第五十五条规定：卫生计生行政部门在发现被传染病病原体污染的公共饮用水源、食品以及相关物品，如不及时采取控制措施可能导致传染病传播、流行的，可以采取封闭公共饮用水源、封存食品以及相关物品或者暂停销售的临时控制措施。

2. 行政强制措施的设定

有权设定行政强制措施的只有法律、行政法规和地方性法规，包括规章在内的其他规范性文件不得设定。对此，《行政强制法》第十条具体规定如下：

（1）法律的设定权。行政强制措施应由法律设定。

（2）行政法规的设定权。尚未制定法律，且属于国务院行政管理职权事项的，行政法规可以设定除限制人身自由、冻结存款汇款和应当由法律规定的行政强制措施以外的其他行政强制措施。

（3）地方性法规的设定权。尚未制定法律、行政法规的，且属于地方性事务的，地方性法规可以设定查封场所设施或者财物、扣押财物的行政强制措施。

以上所述设定权,是创设权。此外,行政法规和地方性法规还有具体规定权,可在上位法规定的范围内作出具体规定的权利,即对上位法已经设定的事项,下位法不能再设定,但是可以在上位法设定的行政强制措施的对象、条件、种类内作出具体规定。

(二) 行政强制执行的方式和设定

1. 行政强制执行的方式

　　根据《行政强制法》第十二条的规定,行政强制执行的方式包括以下六种:

　　(1) 加处罚款或者滞纳金。这属于执行罚,是间接强制的方式。执行罚是指行政机关对逾期不履行义务的当事人加处金钱给付义务,迫使其履行义务,如行政处罚法第五十一条规定:到期不缴纳罚款的,每日按罚款数额的 3% 加处罚款。

　　(2) 划拨存款、汇款。这是直接强制执行的方式,划拨需要法律明确授权。

　　(3) 拍卖或者依法处理查封、扣押的场所、设施或者财物。这是执行金钱给付义务采取强制执行方式,属于直接强制。

　　(4) 排除妨碍、恢复原状。排除妨碍就是排除对权利人行使人身权或者财产权的阻碍,恢复原状就是通过修理等手段使受到损坏的财产恢复到损坏前状况。在行政管理中,如公民、法人或者其他组织的行为侵害了公共财产,影响了行政管理程序,行政机关可以要求当事人排除妨碍、恢复原状。

（5）代履行。这是指行政机关对不履行义务的当事人,可以自己或者委托第三人代为履行义务,并向当事人收取履行费用。

（6）其他强制执行方式。

2. 行政强制执行的设定权

《行政强制法》第十条具体规定了行政强制执行的设定权,即行政强制执行由法律设定。法律没有规定行政机关强制执行的,作出行政决定的行政机关应当申请人民法院强制执行。法律没有规定卫生计生部门可以自行强制执行,当事人不履行卫生计生行政处罚决定的,卫生计生行政部门应当申请人民法院强制执行。

三、行政强制措施的程序

（一）一般程序

根据《行政强制法》第十六条的规定,卫生计生行政部门应当依照法律、法规的规定履行行政管理职责,实施行政强制措施。违法行为情节显著轻微或者没有明显社会危害的,可以不采取行政强制措施。

卫生计生行政部门实施行政强制措施时应当根据《行政强制法》第十八条的内容遵守下列规定：① 实施前须向行政机关负责人报告并经批准；② 由两名以上卫生计生行政执法人员实施；③ 出示执法身份证件；④ 通知当事人到场；⑤ 当场告知当事人采取行政强制措施的理由、依据以及当事人依法享有的权利、救济途径；⑥ 听取当事人的陈述和申辩；⑦ 制作现场笔录；⑧ 现场笔录由当事人和卫生计生行政执法人员签名或者盖章，当事人拒绝的，在笔录中予以注明；⑨ 当事人不到场的，邀请见证人到场，由见证人和卫生计生行政执法人员在现场笔录上签名或者盖章；⑩ 法律、法规规定的其他程序。

情况紧急，需要当场实施行政强制措施的，卫生计生行政执法人员应当根据《行政强制法》第十九条的规定，在二十四小时内向卫生计生行政机关负责人报告，并补办批准手续。卫生计生行政机关负责人认为不应当采取行政强制措施的，应当立即解除。

违法行为涉嫌犯罪应当移送司法机关的，卫生计生行政机关应当根据《行政强制法》第二十一条的规定，将查封、扣押、冻结的财物一并移送，并书面告知当事人。

(二) 查封、扣押

1. 查封、扣押的对象

根据《行政强制法》第二十三条的规定,卫生计生行政部门实施查封、扣押时,限于涉案的场所、设施或者财物,不得查封、扣押与违法行为无关的场所、设施或者财物;不得查封、扣押公民个人及其所扶养家属的生活必需品。当事人的场所、设施或者财物已被其他国家机关依法查封的,不得重复查封。

2. 查封、扣押的实施程序

根据《行政强制法》第二十四条的规定,卫生计生行政部门决定实施查封、扣押的,应当履行《行政强制法》第十八条规定的程序,制作并当场交付查封、扣押决定书和清单。

查封、扣押决定书应当载明下列事项:① 当事人的姓名或者名称、地址;② 查封、扣押的理由、依据和期限;③ 查封、扣押场所、设施或者财物的名称、数量等;④ 申请行政复议或者提起行政诉讼的途径和期限;⑤ 卫生计生行政部门的名称、印章和日期。查封、扣押清单一式二份,由当事人和行政机关分别保存。

3. 查封、扣押的期限

查封、扣押的期限应当遵守《行政强制法》第二十五条的规定,不得超过三十日;情况复杂的,经卫生计生行政部门负责人批准,可以延长,但是延长期限不得超过三十日。法律、行政法规另有规定的除外。延长查封、扣押的决定应当及时书面告知当事人,并说明理由。

对物品需要进行检测、检验、检疫或者技术鉴定的,查封、扣押的期间不包括检测、检验、检疫或者技术鉴定的期间。检测、检验、检疫或者技术鉴定的期间应当明确,并书面告知当事人。检测、检验、检疫或者技术鉴定的费用由卫生计生行政部门承担。

4. 查封、扣押财物的保管

对查封、扣押的场所、设施或者财物,卫生计生政部门应当依据《行政强制法》第二十六条的规定妥善保管,不得使用或者损毁;造成损失的,应当承担赔偿责任;对查封的场所、设施或者财物,卫生计生行政部门可以委托第三人保管,第三人不得损毁或者擅自转移、处置。因第三人的原因造成的损失,卫生计生行政部门先行赔付后,有权向第三人追偿。因查封、扣押发生的保管费用由卫生计生行政部门承担。

5. 查封、扣押后财物的处理

根据《行政强制法》第二十七条的规定,卫生计生行政部门采取查封、扣押措施后,应当及时查清事实,在《行政强制法》规定的期限内作出处理决定。对违法事实清楚,依法应当没收的非法财物予以没收;法律、行政法规规定应当销毁的,依法销毁;应当解除查封、扣押的,作出解除查封、扣押的决定。

6. 查封、扣押的解除以及解除后财物的处理

发生下列情形之一的,卫生计生行政部门应当根据《行政强制法》第二十八条的规定,及时作出解除查封、扣押决定:① 当事人没有违法行为;② 查封、扣押的场所、设施或者财物与违法行为无关;③ 行政机关对违法行为已经作出处理决定,不再需要查封、扣押;④ 查封、扣押期限已经届满;⑤ 其他不再需要采取查封、扣押措施的情形。

解除查封、扣押应当立即退还财物。已将鲜活物品或者其他不易保管的财物拍卖或者变卖的,退还拍卖或者变卖所得款项。变卖价格明显低于市场价格,给当事人造成损失的,应当给予补偿。

四、行政机关强制
执行的程序

行政机关依法作出行政决定后,当事人在行政机关决定的期限内不履行义务的,卫生计生行政机关可以依照《行政强制法》的相关规定依法开展强制执行工作。

（一）加处罚款

《行政强制法》第四十五条规定：行政机关依法作出金钱给付义务的行政决定，当事人逾期不履行的，行政机关可以依法加处罚款或者滞纳金。加处罚款或者滞纳金的标准应当告知当事人。

缴纳罚款或者滞纳金是通过给当事人增加额外金钱负担的方式，促使当事人尽快履行行政决定，履行金钱给付义务，从而提高行政效率，避免直接强制带来的对抗、冲突。因此，当事人逾期不履行行政处罚决定的，卫生计生行政部门可以依照《行政处罚法》第五十一条的规定，对当事人每日按罚款数额的百分之三加处罚款。应当注意的是，加处罚款的最高数额不得超出金钱给付义务的数额。

（二）催告

卫生计生行政部门在申请人民法院强制执行前，本着教育与强制相结合的原则，应当事先催告当事人履行义务。催告是指当事人在行政决定作出后不自觉履行义务，行政机关督促当事人在约定期限内履行义务，否则承担被强制执行后果的一种程序。催告的目的是督促当事人自觉履行行政决定，体现了对当事人的尊重，减轻了当事人的对抗情绪，有助于提高强制执行的可接受性。

1. 催告的内容

催告的内容应充分。当事人根据催告书所载内容,可以清晰地知道自己自觉履行义务的期限和准确地预测因不履行义务所带来的不利后果。

根据《行政强制法》第三十五条的规定,催告应当以书面形式作出,并载明下列事项:① 履行义务的期限,行政机关应当根据当事人应当承担义务的具体情况,合理设定期限;② 履行义务的方式,行政决定确定了当事人的义务,催告书有必要明确当事人以何种方式履行义务;③ 涉及金钱给付的,应当有明确的金额和给付方式,包括现金、支票、银行转账等;④ 当事人依法享有的陈述权和申辩权。

2. 催告的送达

送达是行政机关依法定的程序和方式将催告书送交当事人的行为,是行政机关的单方行为,必须按照法律规定的程序和方式进行。

根据《行政强制法》第三十八条的规定,催告书应当直接送达当事人。当事人拒绝接收或者无法直接送达当事人的,应当依照《中华人民共和国民事诉讼法》的有关规定,采取留置送达、委托送达、邮寄送达、转交送达和公告送达等方式予以送达。

3. 当事人依法享有的陈述权和申辩权

享有陈述和申辩权是当事人在行政机关对其

实施行政管理、作出具体行政行为的过程中所享有的程序性权利,是行政程序公正的基本要求,是行政活动中当事人参与权的体现。

当事人收到催告书后有权依据《行政强制法》第三十六条的规定进行陈述和申辩。卫生计生行政部门应当充分听取当事人的意见,对当事人提出的事实、理由和证据进行记录、复核。当事人提出的事实、理由或者证据成立的,卫生计生行政部门应当采纳。

(三) 申请人民法院强制执行

当事人在法定期限内不申请行政复议或者提起行政诉讼,又不履行行政决定的,卫生计生行政机关应自期限届满之日起三个月内,向人民法院申请强制执行。

1. 申请强制执行的条件和期限

(1) 申请强制执行的条件。根据《行政强制法》第五十三条的规定,行政机关申请人民法院强制执行其作出的行政决定的前提条件是:① 当事人没有履行行政决定,包括没有全部履行或只履行了行政决定的部分义务;② 当事人在法定期限内没有申请复议或提起诉讼,而期限已届满;③ 卫生计生行政机关已催告当事人履行义务,且催告书送达当事人时间已超过十天;④ 自期限期满之日起三个月内向人民法院提出申请。

（2）申请强制执行的期限。根据《行政强制法》第五十三条和五十四条的规定，行政机关在复议或者提起诉讼的期限届满之日起三个月内，且催告书送达十日后当事人仍未履行义务的，卫生计生行政部门可以向所在地有管辖权的人民法院申请强制执行。

2. 申请强制执行应当提供的材料

根据《行政强制法》第五十五条的规定，行政机关向人民法院申请强制执行，应当提供下列材料：

（1）强制执行申请书。强制执行申请书应当由卫生计生行政部门负责人签名，加盖卫生计生行政部门的印章，并注明日期。它是行政机关申请人民法院强制执行其具体行政行为的书面表现形式，也是申请行为的形式要件。

（2）行政决定书及作出决定的事实、理由和依据。行政决定书是行政机关作出具体行政行为的文字表现形式，是行政机关申请人民法院强制执行的根据，是申请执行必不可少的材料之一。

（3）当事人的意见及行政机关催告情况。催告是申请法院强制执行的先决条件，如当事人在催告期间履行了应当履行的义务，行政机关就不需要申请法院强制执行，人民法院也将不予受理。

（4）申请强制执行标的情况。执行标的是具有给付内容的法律文书所确定的给付内容,是法院强制执行行为所指向的对象,它包括财产和行为两个方面。

（5）法律、行政法规规定的其他材料。除了以上四项情况外,可能还有其他需要行政机关提交的材料。

参考文献

［1］ 信春鹰.中华人民共和国行政强制法释义.北京：法律出版社,2011.

［2］ 傅士成.行政强制研究.北京：法律出版社,2001.

［3］ 《中华人民共和国行政许可法》(2003 年 8 月 27 日第十届全国人民代表大会常务委员会第四次会议通过).

［4］ 《卫生行政许可管理办法》(2004 年 7 月 23 日卫生部令第 38 号发布并施行).

［5］ 《中华人民共和国行政强制法》(2011 年 6 月 30 日第十一届全国人民代表大会常务委员会第二十一次会议通过).

［6］ 《中华人民共和国行政处罚法》(1996 年 3 月 17 日第八届全国人民代表大会第四次会议通过,根据 2009 年 8 月 27 日第十一届全国人民代表大会常务委员会第十次会议《关于修改部分法律的决定》修正).

［7］ 《最高人民法院关于适用〈中华人民共和国行政诉

讼法〉的解释》(2017 年 11 月 13 日最高人民法院审判委员会第 1726 次会议通过,自 2018 年 2 月 8 日起施行　法释〔2018〕1 号).

[8]　《卫生行政处罚程序》(1996 年 6 月 19 日卫生部令第 53 号发布,根据 2006 年 2 月 13 日卫政法发〔2006〕68 号修改).

[9]　《中华人民共和国行政诉讼法》(1989 年 4 月 4 日第七届全国人民代表大会第二次会议通过,根据 2014 年 11 月 1 日第十二届全国人民代表大会常务委员会第十一次会议《关于修改〈中华人民共和国行政诉讼法〉的决定》第一次修正,根据 2017 年 6 月 27 日第十二届全国人民代表大会常务委员会第二十八次会议《关于修改〈中华人民共和国民事诉讼法〉和〈中华人民共和国行政诉讼法〉的决定》第二次修正).

[10]　《最高人民法院关于适用〈中华人民共和国民事诉讼法〉的解释》(2014 年 12 月 18 日最高人民法院审判委员会第 1636 次会议通过　法释〔2015〕5 号).

[11]　《中华人民共和国民法总则》(2017 年 3 月 15 日第十二届全国人民代表大会第五次会议通过).

[12]　《中华人民共和国民法通则》(1986 年 4 月 12 日第六届全国人民代表大会第四次会议通过,根据 2009 年 8 月 27 日第十一届全国人民代表大会常务委员会第十次会议《关于修改部分法律的决定》修正).

[13]　《医疗机构管理条例》(1994 年 2 月 26 日中华人民

共和国国务院令第149号发布,根据2016年2月6日《国务院关于修改部分行政法规的决定》修订).

[14] 《医疗机构管理条例实施细则》(1994年8月29日国家卫生计生委令第35号发布,2006年11月1日根据《国家卫生计生委关于修订〈医疗机构管理条例实施细则〉第三条有关内容的通知》第一次修订,2008年6月24日根据《国家卫生计生委办公厅关于修订〈医疗机构管理条例实施细则〉部分附表的通知》第二次修订,2017年2月21日根据国家卫生和计划生育委员会令第12号《国家卫生计生委关于修改〈医疗机构管理条例实施细则〉的决定》第三次修订,自2017年4月1日起施行).

[15] 《卫生行政执法文书规范》(2012年9月6日卫生部令第87号公布,根据2017年12月26日国家卫生和计划生育委员会令第18号《国家卫生计生委关于修改〈新食品原料安全性审查管理办法〉等7件部门规章的决定》修改).

[16] 《中华人民共和国执业医师法》(1998年6月26日第九届全国人民代表大会常务委员会第三次会议通过,1998年6月26日中华人民共和国主席令第五号公布,根据2009年8月27日中华人民共和国主席令第十八号第十一届全国人民代表大会常务委员会第十次会议《关于修改部分法律的决定》修正).

[17] 《中华人民共和国人口与计划生育法》(2001年12月29日第九届全国人民代表大会常务委员会第二

十五次会议通过,根据 2015 年 12 月 27 日第十二
届全国人民代表大会常务委员会第十八次会议《关
于修改〈中华人民共和国人口与计划生育法〉的决
定》修正).

[18] 《计划生育技术服务管理条例》(2001 年 6 月 13 日
中华人民共和国国务院令第 309 号公布,根据
2004 年 12 月 10 日《国务院关于修改〈计划生育技
术服务管理条例〉的决定》修订).

[19] 《国内交通卫生检疫条例》(中华人民共和国国务院
令第 254 号).

[20] 《上海市卫生和计划生育行政处罚裁量适用办法》
(沪卫计法规〔2015〕001 号).

[21] 《上海市行政处罚听证程序规定》(2015 年 11 月 16
日上海市人民政府令第 35 号公布).

[22] 《病原微生物实验室生物安全管理条例》(2004 年
11 月 12 日中华人民共和国国务院令第 424 号公
布,根据 2016 年 2 月 6 日《国务院关于修改部分行
政法规的决定》修订).

[23] 《医疗废物管理条例》(2003 年 6 月 16 日中华人民
共和国国务院令第 380 号公布,根据 2011 年 1 月 8
日国务院令第 588 号《国务院关于废止和修改部分
行政法规的决定》修订).

[24] 《中华人民共和国职业病防治法》(2001 年 10 月 27
日第九届全国人民代表大会常务委员会第二十四
次会议通过,根据 2011 年 12 月 31 日第十一届全
国人民代表大会常务委员会第二十四次会议《关于

修改〈中华人民共和国职业病防治法〉的决定》第一次修正,根据 2016 年 7 月 2 日第十二届全国人民代表大会常务委员会第二十一次会议《关于修改〈中华人民共和国节约能源法〉等六部法律的决定》第二次修正,根据 2017 年 11 月 4 日第十二届全国人民代表大会常务委员会第三十次会议《关于修改〈中华人民共和国会计法〉等十一部法律的决定》第三次修正).

[25] 《突发公共卫生事件应急条例》(2003 年 5 月 9 日中华人民共和国国务院令第 376 号公布,根据 2011 年 1 月 8 日国务院令第 588 号《国务院关于废止和修改部分行政法规的决定》修订).

模块五
卫生监督证据的运用

卫生监督证据是认定卫生监督事实的依据，是监督员认定违法事实的实质载体，也是管理相对人证明执业合法状况的重要依据。卫生监督证据的良好运用在卫生计生行政执法行为中具有重要的意义。

一、概　　述

（一）卫生监督证据概念和特征

1. 卫生监督证据概念

卫生监督证据是指在卫生监督执法过程中，卫生计生行政部门或者监督员依法取得用来说明或者证明其实施的某一特定行政行为的合法性、合理性，或者主张某种理由、事实成立的卫生计生行政执法文书等有关资料、材料。因为它发生在行政程序阶段，不管是行政执法阶段还是行政复议阶段，这个阶段的卫生监督证据均称行政程序证据。而当行政相对人认为卫生计生行政部门没有履行法定职责或者实施了侵害其合法权益的具体行政行为,向人民法院提起行政诉讼时,卫生计生行政部门需要就特定诉讼事项(案件事实)提出证据加以证明具体行政行为的合法性、合理性或者已经履行了法定义务,这个阶段的卫生监督证据属于行政诉讼证据。

由于我国尚未出台行政程序证据方面相关的法律法规,且行政执法案件最终需要经受行政诉讼的考验,因此,卫生监督证据可以参考行政诉讼证据方面的法律规定,借鉴《中华人民共和国行政诉讼法》《最高人民法院关于适用〈中华人民共和国行政诉讼法〉的解释》《最高人民法院关于行政诉讼证据若干问题的规定》等具体内容,对卫生监督证据予以规制。

2. 卫生监督证据的作用

(1) 卫生监督证据是实施具体行政行为的重要依据。卫生监督执法,包括行政许可、监督检查、监督检测、行政强制、行政控制、行政处理、行政处罚等具体行政行为。卫生计生行政部门在依当事人申请或者法定职权依法实施具体行政行为时,需要取得足够的证据,以表明具体行政行为的合法性、合理性。

(2) 卫生监督证据是卫生计生行政部门或者

监督执法人员是否认真履行法定职责的重要凭证。在依法行政的要求下,卫生计生行政部门及监督执法人员应当认真、主动地履行卫生监督法定职责,以维护社会公共利益,保护公民、法人和其他组织的合法权益。在履职过程中,根据"权责一致"原则,强调"有权必有责,用权受监督"。有权机关也可以据此对卫生监督员履行法定职责情况进行监督。

(3) 卫生监督证据是维护卫生计生行政部门合法权益的有力武器。随着我国法治建设进程的加快,行政管理相对人越来越多地通过行政复议和行政诉讼,来达到保护其合法权益的目的。卫生计生行政部门需要在复议或者诉讼过程中,出示确凿充分的卫生监督证据,一则证明卫生计生行政部门具体行政行为的合法性、合理性,二则用以辩驳行政管理相对人的观点和理由,维护卫生计生行政部门合法权益。

3. 卫生监督证据特征

根据我国法律规定,卫生计生行政部门的具体行政行为最终要经受司法机关的审查。也就是说,法官要根据原告的诉讼请求,在司法程序中,对卫生计生行政部门在行政程序中所取得的证据进行审查,决定有关证据是否可以作为定案证据。证据采用与否主要从证据的合法性、真实性、关联

性三个方面去分析,这三个方面正反映了证据的三个特征:

(1)合法性。证据的合法性标准,是指证据的主体、取得证据的程序、方式以及证据的形式是否符合法律的规定。一般所称的证据能力就是证据合法性,它包括如下内容:一是证据主体必须符合法律的有关规定;二是证据的收集和取得证据的方式必须符合法定程序和要求;三是证据的形式必须符合法律的规定。

(2)真实性。证据的真实性标准,是指证据是否具有能够客观反映案件事实真相的属性,或者说是否具有客观存在性。由于证据是对未知事实的反映,对于证据真实性的认定,要靠人的主观认识活动来完成,因此,证据的客观真实性往往并不能完全等于纯粹的客观事实,事实上存在片面性和误差等不符合案件事实的可能性。这就要求必须对证据进行严格的审查和甄别,通过证据的出示、证据的质疑和对证据的抗辩程序,排除对证据虚假和不真实的怀疑,从而使最能够反映案件事实真相的证据成为定案证据。

(3)关联性。证据的关联性标准,是指证据是否与案件的待证事实具有一定的关系,而不是指哲学上客观事物的普遍联系。从哲学的角度看,任何事物都存在一定的联系性,只是联系的方式、联系的程度和联系的性质不同而已。证据的关联性所反映的是证据的内容和实体与案件事实有关,而不是证据的来源和证据的形式。判断证据间是否具有关联性主要从三个方面着手:一是该证据要证明的内容与案件事实是否有关;二是该证据所证明的问题对案件事实认定是否具有实质性的意义;三是该证据对于要证明的事实是否具有证明力。

证据的合法性、真实性和关联性具有统一性和不可分割性。它们是一个有机的整体,相互补充,缺一不可,证据缺少任何一"性",都不能成为认定案件事实的依据。

(二) 卫生监督证据的种类及要求

1. 卫生监督证据的种类

参照《行政诉讼法》第三十三条的规定,卫生监督证据有以下几种:① 书证;② 物证;③ 视听资料;④ 电子数据;⑤ 证人证言;⑥ 当事人的陈述;⑦ 鉴定意见;⑧ 现场笔录。

2. 卫生监督证据的要求

(1)书证。是指以文字、符号、图画等所表达和记载的内容、含义来证明待证事实的证据。书证一般具有以下特点:第一,书证是以材料所记载的内容来证明待证事实的;第二,书证所记载的内容或表达的思想，是可供人们认识和了解的；第三，书证所记载的内容是能够证明案件事实的全部或一部分，即书证所表达的思想或内容应当与案件有关。

收集书证时，可以参照《最高人民法院关于行政诉讼证据若干问题的规定》（以下简称《行政证据规定》）第十条规定，注意应当符合下列要求：① 提供书证的原件，原本、正本和副本均属于书证的原件。提供原件确有困难的，可以提供与原件核对无误的复印件、照片、节录本；② 提供由有关部门保管的书证原件的复制件、影印件或者抄录件的，应当注明出处，经该部门核对无异后加盖其印章；③ 提供报表、图纸、会计账册、专业技术资料、科技文献等书证的，应当附有说明材料；④ 卫生计生行政部门制作的询问、陈述、谈话类笔录，应当有行政执法人员、被询问人、陈述人、谈话人签名或者盖章。法律、法规、司法解释和规章对书证的制作形式另有规定的，从其规定。

这里作出说明：原本是文书制作人将有关内容予以记载而做成的原始文书，一般留作存档备查用；正本是按照原本全文做成，对外与原本具有相同效力的文书，一般发给主收件人；副本与正本制作方法相同，不同之处在于副本是发给主收件人以外的其他须知道的单位和个人；节录本是从原本或者正本中摘抄其主要内容而形成的文书;影印本是运用影印技术,将原本或者正本摄影或复印而成的文书;译本是用其他文字将原本或者正本翻译而成的文书。

（2）物证。是指以自己的存在、形态、质量等外部特征和物质属性、存在状态来证明案件事实的物品或痕迹。物证具有以下特点：第一,物证是独立于人们主观意志以外的客观事物,具有较强的客观性;第二,物证具有特定性和不可替代性。其与书证的主要区别为,书证是以一定的思想内容来证明案件事实的,而物证不具有思想内容,它是以其存在的外部特征来证明案件事实的;书证一般都有制作主体,书证的内容以制作人的意志为转移,而作为物证的物体则独立于人的主观意志,具有客观性。

卫生计生行政部门收集物证时,须参照《行政证据规定》第十一条规定,符合下列要求：① 提供原物。提供原物确有困难的,可以提供与原物核对无误的复制件或者证明该物证的照片、录像等其他证据;② 原物为数量较多的种类物的,提供其中的一部分。

（3）视听资料。是指以录音带、录像带、光盘、计算机及其他可视可听的科技设备存储的用以证明案件事实的音像信息。视听资料具有以下特点：第一，载体的特殊性；第二，信息内容的直观性和动态连续性；第三，具有双重性质，既对案件事实具有直接证明作用，又作为一种证据保全和固定的措施，将特定的物证和现场进行录像或者录音，把该物证或现场固定下来。

卫生计生行政部门在收集视听资料时，应当参照《行政证据规定》第十二条规定，符合下列要求：① 提供有关资料的原始载体。提供原始载体确有困难的，可以提供复制件；② 注明制作方法、制作时间、制作人和证明对象等；③ 声音资料应当附有该声音内容的文字记录。

（4）电子数据。根据《最高人民法院关于适用〈中华人民共和国民事诉讼法〉的解释》（法释〔2015〕5号）第一百一十六条的规定，电子数据是指通过电子邮件、电子数据交换、网上聊天记录、博客、微博客、手机短信、电子签名、域名等形成或者存储在电子介质中的信息。

电子数据存在以下特征：第一，电子数据在安全性方面存在隐患，容易遭到病毒、黑客的侵袭，误操作也可能轻易将其毁损、消除，特别是针对电子证据这种易失证据，人们缺乏保留一手证据的意识；第二，电子数据的存取、阅读和传输依赖于现代信息技术的支撑，提取证据需要相应的电子设备和专业人员，更具复杂性；第三，电子数据因为存储于电子介质中,也容易被当事人伪造、篡改、损毁,丧失原本的样态。这些特点都是传统证据类型所不具备的,也为卫生计生行政机关在判断证据的真实性、相关性和合法性以及证明力的认定上带来了巨大的挑战。

卫生计生行政执法领域尚未对电子数据的采集标准予以规定,可以参考最高人民法院、最高人民检察院、公安部于 2016 年 9 月发布的《关于办理刑事案件收集提取和审查判断电子数据若干问题的规定》(法发〔2016〕22 号),其对电子数据的要求是:① 是否随原始存储介质移送;在原始存储介质无法封存、不便移动或者依法应当由有关部门保管、处理、返还时,提取、复制电子数据是否由二人以上进行,是否足以保证电子数据的完整性,有无提取、复制过程及原始存储介质存放地点的文字说明和签名;② 收集程序、方式是否符合法律及有关技术规范;经勘验、检查、搜查等侦查活动收集的电子数据,是否附有笔录、清单,并经侦查人员、电子数据持有人、见证人签名;没有持有人签名的,是否注明原因;远程调取境外或者异地的电子数据的,是否注明相关情况;对电子数据的规格、类别、文件格式等注明是否清楚;③ 电子数据内容是否真实,有无删除、修改、增加等情形;④ 电子数据与案件事实有无关联;⑤ 与案件事实有关联的电子数据是否全面收集。

（5）证人证言。是指当事人以外的第三人就其了解的案件情况向行政处罚主体所作的陈述。证人证言具有以下特点：第一，证人是了解案件中某一方面情况的人；第二，证人证言应该是对案件事实的客观陈述；第三，证人证言有很强的主观性；第四，简便易行。而证人也具有以下特点：第一，证人是知道案件情况的人；第二，证人一般是自然人；第三，无行为能力人和限制行为能力人只能在同其智力、年龄、健康状况相适应的范围内作证人，因此生理上、精神上有缺陷或者年幼，不能辨别是非、不能正确表达意志的人不能作为证人。

证人证言，参照《行政证据规定》第十三条的规定，应当符合下列要求：① 写明证人的姓名、年龄、性别、职业、住址等基本情况；② 有证人的签名，不能签名的，应当以盖章等方式证明；③ 注明出具日期；④ 附有居民身份证复印件等证明证人身份的文件。

（6）当事人的陈述。是指当事人就案件事实向行政处罚主体作出的叙述。当事人的陈述具有以下特点：第一，当事人是亲历案件事实全部或部分过程的主体，比其他人更了解案件全貌，其陈述具有真实的成分；第二，当事人的陈述同时带有利己成分,可能否认违法的关键事实或避重就轻,具有一定主观性。

收集并固定当事人的陈述,监督员应当依照法定程序对当事人进行询问并按照规定如实、规范地制作询问笔录;当事人主动向卫生计生行政部门陈述案件事实的有关材料,应当有当事人的本人签名(盖章)、落款日期。

(7)鉴定意见。是指由行政处罚主体委托专门机构就案件中的专门性问题进行化验、分析、鉴别及判断,从而得出的书面意见。它具有以下特点:第一,鉴定意见是由专业人员运用自己的专业知识和专业设备、科技手段对案件的专门性问题进行分析判断得出来的意见,具有较强的客观性;第二,鉴定意见的内容是鉴定人对某些专门性问题所作的判断,不解决法律问题;第三,鉴定意见的形成需要经过完整的法定程序,如鉴定人接受委托,对鉴定资料的分析判断,最后出具鉴定意见。

鉴定意见应当载明委托人和委托鉴定的事项、向鉴定部门提交的相关材料、鉴定的依据和使用的科学技术手段、鉴定部门和鉴定人鉴定资格的说明,并应有鉴定人的签名和鉴定部门的盖章。通过分析获得的鉴定结论,应当说明分析过程。

(8)现场笔录。是指在案件调查、现场监督检查或者采取行政强制措施过程中,对与案件有关的现场环境、场所、设施、物品、人员、生产经营过程等所作的记录。现场笔录具有以下特点:第一,制作主体的特定性,应当由具备执法资质的监督员制作;第二,及时性,必须在现场制作,而不能事后补做;第三,客观真实性,即应当如实记载查见的现场情况,不得虚假记录,语言应尽量客观,不得进行主观评论。

根据《卫生行政处罚程序》的规定,现场笔录应当包括检查时间、检查地点和检查内容。检查时间指在现场检查的具体时间,起止时间应当写明:年、月、日、时、分至几时几分;检查地点应当写明现场检查的具体方位和具体地点;检查内容记录要将现场监督检查涉及案件事实的有关情况准确、客观地记录下来。现场笔录应当在记录完成后注明"以下空白",当场交由有关当事人审阅或者向当事人宣读,并由当事人签字确认。当事人认为记录有遗漏或者有差错的,应当提出补充和修改,在改动处签字或者用指纹、印鉴覆盖。当事人认为笔录所记录的内容真实无误的,应当在笔录上注明"以上笔录属实"并签名;当事人拒不签名的,应当注明情况。采取行政强制措施时,当事人不到场的,应当邀请见证人到场在现场笔录上签名或者盖章。

二、卫生监督证据规则

证据规则,是确认证据范围、规定证据形式、调整和约束证明行为的法律规范的总称。行政执法的过程是执法人员收集证据,并运用证据规则证据,以此查明案件事实的过程。证据不仅是查明案件事实的唯一手段,也是确保行政机关依法行政的必要条件,因此,在卫生监督过程中,证据的运用和管理至关重要。但是我国没有统一的行政程序法与证据法,有关证据规则的规定仅散见于《行政处罚法》《行政诉讼法》等有关法律之中。其中,《行政处罚法》对于行政处罚证据的规定较为详细和具体,而且行政处罚是卫生监督的重要内容,所以下文主要以卫生计生行政处罚为例,对卫生监督证据规则进行简要介绍。

(一) 主体法定规则

卫生监督取证的主体必须是法定的。非法定主体收集取得的证据,尽管证据本身可能具有一定的关联性和客观性,有时甚至可能对卫生监督的待证事实有重要意义,但是由于其收集取证的主体不合法,该证据就不能在卫生监督案件中作为证据使用。

以卫生计生行政处罚为例,卫生计生行政处罚是卫生监督的重要环节,而且我国法律法规对行政处罚有较为明确的规定,其法定主体可以参照《行政处罚法》第十五条至第十八条的规定,即卫生监督由具有卫生计生行政处罚权的卫生计生行政机关在法定职权范围内实施。除了具有卫生计生行政处罚权的卫生计生行政机关之外,法律、法规授权的具有管理公共事务职能的组织也可以在法定授权范围内实施卫生计生行政处罚。卫生计生行政机关依照法律、法规或者规章的规定,可以在其法定权限内委托符合法定条件的组织实施卫生计生行政处罚,受委托组织不得再委托其他任何组织或者个人实施卫生计生行政处罚。

(二) 形式合法规则

只有法律规定的证据形式才有证据能力,不属于法律规定的证据形式不能作为证据来使用,卫生监督证据必须符合法定形式。前文已述,我国现行法律规定的卫生监督证据种类主要有以下几种形式:书证、物证、视听资料、电子数据、证人证言、当事人的陈述、鉴定意见、勘验笔录和现场笔录。

一方面卫生监督主体必须以法律规定的证据形式,按照《行政处罚法》第三十六条的规定,全面、客观、公正地收集对行政相对人不利和有利的证据,做出正确的卫生监督决定。另一方面,作为卫生监督的证据还必须符合法律对其形式的特殊要求,例如书证原则上要求调取原件。调取原件确有困难的,可以调取与原件核对无误的复印件、照片、节录本。原件由有关部门保管的,应说明出处,并经该部门核对无异后加盖印章。询问、陈述、谈话类笔录,应当有行政执法人员、被询问人、陈述人、谈话人签名或者盖章。若物证要求调取原物,原物是种类物的,根据《行政处罚法》第三十七条的规定,可以采取抽样取证的方式提供其中一部分作为物证。

(三)遵守法定程序规则

《行政处罚法》第三条第二款规定:没有法定依据或者不遵守法定程序的,行政处罚无效。参照此规定可知,卫生监督主体必须按照法定程序收集卫生监督证据,按照法定步骤、顺序、方式和期限等收集、调取证据。如,卫生计生行政机关执法人员询问当事人及有关人员时应当制作笔录,并要求被询问人签字;在证据可能灭失或者以后难以取得的情况下,经卫生计生行政机关负责人批准,可以将证据先行登记保存,并在七日内及时作出处理决定,在此期间,当事人或者有关人员不得销毁或者转移证据等。

(四) 证据全面收集规则

卫生计生行政机关在卫生监督过程中必须取得能够证明案件事实的证据,并形成完整的证据链,否则卫生计生行政决定在行政诉讼阶段可能会被法院判决撤销或判决确认无效。因此,卫生监督的证据全面收集规则,要求卫生计生行政机关的调查取证人员应尽可能全面地收集和获取证据,既要注意不利于行为人的证据,也要注意有利于行为人的证据。卫生计生行政执法人员在全面收集证据后,还需要通过去粗取精、去伪存真等方式,对证据材料进行综合评价考量,最终使全案证据达到确实、充分的标准,并以此为依据证明案件事实。

(五) 调查取证人员与主持听证人员相分离规则

根据《上海市行政处罚听证程序规定》第三条可知,卫生计生行政机关在作出责令停产停业、吊销许可证或者执照、较大数额罚款、较大数额没收违法所得或者较大数额没收非法财物等行政处罚决定前,当事人有要求举行听证的权利。但是,在举行听证的过程中,由于卫生监督主体既享有调查取证权,又享有主持听证的权力和作出决定的权力,因此,为了保证卫生监督权的公正行使,要在卫生监督主体内部实行调查取证人员与主持听证人员相分离的制度,使调查取证权和指控权与决定权分开。

卫生计生行政机关内部的调查取证人员与主持听证人员相分离,既是一项听证程序原则,又是一项证据规则。该规则具体是指主持听证的人员不能同时充当追诉者和调查者,根据《行政处罚法》第四十二条的规定,听证由卫生计生行政机关指定的非本案调查人员主持;当事人认为主持人与本案有直接利害关系的,有权申请回避。此项规则一方面是为了使证据经得起推敲、保证证据确凿,另一方面是为了保证主持听证和作出决定的人员能真正自主、公平地行使其作出决定或建议性决定的权力,从而防止对当事人的不公正。

(六) 非法证据排除规则

卫生监督主体必须依法调查取证,以非法手段或者越权取得的证据,不能作为卫生监督决定的事实根据。对此可以参照《行政诉讼法》第四十三条的规定,即以非法手段取得的证据,不得作为认定案件事实的根据。《最高人民法院关于适用〈中华人民共和国行政诉讼法〉的解释》(法释〔2018〕1号)第四十三条对"以非法手段取得的证据"进一步进行了解释,即卫生计生行政机关严重违反法定程序收集的证据材料、以违反法律强制性规定的手段获取且侵害他人合法权益的证据材料以及以利诱、欺诈、胁迫、暴力等手段获取的证据材料均属于"以非法手段取得的证据",应当予以排除。

三、卫生监督的证明
对象和证明责任

(一) 证明对象

证明对象又称待证事实,是指行政机关在实施行政监管的过程中必须用证据予以证明的有关事实。凡是列入证明对象的事实,行政机关必须提出证据加以证明,且提供的证据必须达到要求的证明程度,即必须达到相应的证明标准。证明对象由实体性事实和程序性事实两类事实组成。

1. 实体性事实

实体性事实是由实体法规定的,以行政处罚为例,行政处罚主体在作出行政处罚决定前所必须查清并证实的有关事实。实体性事实作为证明对象一般由各实体法律法规规定,如《医疗机构管理条例》规定的各类违反医疗机构管理的案件事实;《公共场所卫生管理条例》规定的各类违反公共场所管理的案件事实。实体性事实一般包括主体事实、行为事实、结果事实和情节事实四个方面的事实。主体事实是指主体是否具备资格、是否是适格主体等事实;行为事实是主体是否实施了法律肯定或否定行为的事实,如是否违反《医疗机构管理条例》的规定实施了"诊疗活动超出登记范围"的行为的事实等;结果事实是主体行为是否造成了具体损害、损害结果是否严重等事实,如《中华人民共和国执业医师法》第三十七条所载"违反卫生行政规章制度或者技术操作规范,造成严重后果的"即是结果事实;情节事实是指是否具备法律规定从重、从轻、减轻处罚的各种情节的事实。

2. 程序性事实

程序性事实是指行政机关用以证实行政监管中相关程序的有关事实。程序性事实包括形式事实、程序步骤事实、程序顺序事实和程序时限事实四个方面的事实。以行政处罚为例,程序形式事实是指办理行政处罚案件形式,例如向当事人调查取证的形式、告知陈述申辩、听证等相关权利的形式;程序步骤事实是指有关程序是否遗漏或者添加的事实,例如达到听证标准的案件未告知当事人听证权利等;程序顺序事实是指有关程序是否颠倒的事实,例如案件调查尚未终结即作出行政处罚决定;程序时限事实是指有关程序是否按照法定时限实施的事实,如案件是否符合《卫生行政处罚程序》第二十九条规定的"卫生计生行政机关一般情况下应当自立案之日起三个月内作出行政处罚决定"。

3. 特殊的证明事项

除了上述实体性事实和程序性事实,行政监管过程中还有一些较为特殊的证明事项需要予以注意,例如自认、拟制、推定及行政认知等。

（1）自认。

自认是指当事人对不利于己方的事实予以承认的声明或者表示。诉讼上的自认产生免除相对一方当事人的举证责任的效力。但在行政执法中,当事人作出的自认,并不产生免除行政执法主体的证明责任的效力,其自认属于当事人的陈述。以行政处罚为例,仅有当事人自认而没有其他证据的案件,不得定案处罚。即使当事人作出了自认,行政执法主体仍需要收集相关的书证、物证等客观证据对违法事实予以证明。

（2）拟制。

拟制是指根据法律明确规定的某一事实,就直接拟制另一事实的存在,并且不允许反驳。如《行政处罚法》将 18 周岁以上的正常人拟制为完全行政责任能力人,就不允许反驳说某正常人虽然满了 18 周岁,但仍不属于完全行政责任能力人。

（3）推定。

推定是指根据法律的规定从某一事实而推定另一事实存在的一种证明规则,允许当事人提出相反的证据予以反驳。

（4）行政认知。

行政认知是指行政处罚主体对一些案件事实根据众所周知的事实或常识进行直接认定，无须用证据证明。根据《行政证据规则》第六十八条的规定，下列事实法庭可以直接认定：① 众所周知的事实；② 自然规律及定理；③ 按照法律规定推定的事实；④ 已经依法证明的事实；⑤ 根据日常生活经验法则推定的事实。当事人有相反证据足以推翻以上任意一项的除外。

（二）证明责任

证明责任是指行政机关对特定事实的成立负有证明义务，否则将承担证明不力的后果。以行政处罚为例，行政处罚主体应负责证明违法事实的存在、违法情节的轻重，即卫生计生行政部门有责任证明违法行为符合违法构成要件及违法行为人具有应罚性。在没有法定例外规定的情形下，卫生计生行政部门不得让当事人自证其罪。

根据《行政处罚法》第三十六条的规定，行政机关发现公民、法人或者其他组织有依法应当给予行政处罚的行为的，必须全面、客观、公正地调查、收集有关证据。可见，调查并收集证据证明违法事实是行政机关在办理处罚案件中不可或缺的步骤。

根据《行政复议法》和《行政诉讼法》的规定，

证据确凿是行政行为合法的必要条件;反之,若行政行为的主要证据不足的,行政行为则可能被撤销。在行政复议与行政诉讼程序中,行政行为实体与程序的合法性均需要行政机关予以证明,即行政机关既需要证明相对人实施的行为构成违法行为,又需要证明行政机关实施调查取证、作出行政处罚决定的整个流程符合处罚程序规定。为使行政处罚决定依据充分,后续能够经受复议机关审查与司法审查,这就要求执法人员加强对取证和证明责任的认识,客观公正地进行调查,全面细致地收集证据,认真规范地制作文书,不断加强自身的法律素养与执法水平,进一步推进依法行政,严格规范公正严明执法,提升行政机关的公信力。

对于收集的证据,执法人员应当对全部内容进行综合审查,并遵循行政执法的公正性,运用逻辑推理和生活经验进行全面、客观地分析判断,确定证据材料与案件事实之间的证明关系,排除不具有关联性的证据材料,准确认定案件事实。

所谓全面、客观,是指执法人员应当站在中立的立场上,不带有任何偏见、成见和个人情绪等主观色彩,对与待证事实有关的所有证据都要审查核实,并进行综合分析,避免先入为主,不可任意取舍,坚持以证据为依据来认定案件事实。

所谓逻辑推理,是指将抽象的法律条文运用于具体的生活事件,即从规范到事实,从抽象到具体的思维方式。该推理过程通常需要两种论据:一种是法律法规的规定,即大前提;另一种是案件中的具体事实,即小前提。在运用逻辑推理时,应在法律规范与案件事实之间来回穿梭,使二者相互关联,从而证明案件事实符合法律规定的行为构成要件。

所谓生活经验,是指人们亲身体验和感知日常生活中反映客观世界的自然现象和周边事物所形成的并逐渐积累的一种规律性认识,是一般常人所认同的基本的、常识性的生活经验。该生活经验是在日常生活中反复发生的一种常态现象,不是个别人所特有的特殊经验,而是一般人或一定范围内的人所共有的知识。如果是个别人特有的经验,则不能作为认定事实的基础。

四、卫生监督证据的证明标准

(一) 卫生监督证据证明标准的概述

证明标准,是指经过依法举证、调取证据、质证和认证程序,作为定案根据的证据能够使法庭相信案件事实真实存在或者成立的证明程度。以卫生监督证据的证明标准为例,它指卫生计生行政机关在卫生监督的过程中,利用证据证明违法案件事实所要达到的程度,达到该程度就可以证明法律事实的存在。

此处的"违法案件事实"与"法律事实"是两个不同的概念:前者是客观事实,即反映事物本来属性和面目并符合客观实际的事实;后者是法律事实,即依照法定程序和标准确认的事实。法律事实并不等于客观事实,或者说它永远也无法与客观事实完全一致。由于案件事实的不可再现性,客观事实的追求往往只能是一种理想,要求执法人员或者司法人员对案件事实的揭示必须达到客观事实的尺度,基本上是不可能和不现实的,法律事实只能最大限度地接近客观事实。

(二) 我国卫生监督证据的证明标准

关于我国卫生监督证据的证明标准,可以参照《行政处罚法》第四条与第三十条的规定,即设定和实施行政处罚应当以事实为根据,与违法行为的事实、性质、情节和社会危害程度相当,依法应当给予行政处罚的,行政机关必须查明事实;违法事实不清的,不得给予行政处罚。因此,理论上我国目前的卫生监督执法应以"案件事实清楚,证据确实充分"为统一的证明标准。

但是,在实践中,卫生监督执法涉及的范围较广、领域众多,不同案件所涉及的类型及适用的程序各不相同,卫生监督执法人员应根据实际情况对"案件事实清楚,证据确实充分"的标准作恰当的理解,即卫生监督执法人员需要基于其充分掌握的证据,结合违法行为的构成要件形成"内心确信",对违法事实的性质和程度进行分析判断。需要注意的是,执法人员的"内心确信"是以确实、充分的证据为基础,而不是依据其主观认识和社会经验,最终仍应以"案件事实清楚,证据确实充分"为证明标准判断违法事实。

在一般情况下,卫生监督主体可以根据卫生监督行为的不同阶段对"案件事实清楚,证据确实充分"的证明标准作相适应的理解。

例如,在卫生计生行政机关立案时,可以将标准理解为"合理怀疑",即在立案时应当充分尊重卫生计生行政机关以及执法人员的判断,只要卫生监督主体具备一定的理由和初步的证据怀疑行政相对人的行为涉嫌违反行政法律规范,具有进一步调查取证或深入追查的价值,同时判定没有明显超出行政处罚追究时效时,就应立案受理该案件。

又如在卫生计生行政机关作出不利决定时,可以将标准理解为"排除合理怀疑",即在调查取证的过程中,行政机关及执法人员在审查对相对人有利及不利证据的基础上,判断最终定案的证据能否通过排除合理怀疑证明违法事实成立。这主要适用于卫生计生行政机关作出严重影响行政相对人权利的行政案件,包括较大数额罚款案件、吊销许可证等案件和其他严重关系到行政相对人权利的案件。由于此类行政行为对行政相对人的切身利益有重大影响,因此卫生监督主体在对行政相对人有不利决定时,一般将"案件事实清楚,证据确实充分"的标准理解为"排除合理怀疑"。

参考文献

[1]　蔡小雪.行政审判与行政执法实务指引.北京:人民法院出版社,2009.

[2]　晏山嵘.行政处罚实务判例释解.北京:法律出版社,2016.

[3]　何家弘,刘品新.证据法学.北京:法律出版社,2004.

[4]　《中华人民共和国行政强制法》(2011 年 6 月 30 日第十一届全国人民代表大会常务委员会第二十一次会议通过).

[5]　《中华人民共和国行政处罚法》(1996 年 3 月 17 日第八届全国人民代表大会第四次会议通过,根据 2009 年 8 月 27 日第十一届全国人民代表大会常务委员会第十次会议《关于修改部分法律的决定》修正).

[6]　《中华人民共和国行政诉讼法》(1989 年 4 月 4 日第七届全国人民代表大会第二次会议通过,根据 2014 年 11 月 1 日第十二届全国人民代表大会常务委员会第十一次会议《关于修改〈中华人民共和

国行政诉讼法〉的决定》第一次修正,根据 2017 年
6 月 27 日第十二届全国人民代表大会常务委员会
第二十八次会议《关于修改〈中华人民共和国民事
诉讼法〉和〈中华人民共和国行政诉讼法〉的决定》
第二次修正).

[7] 《最高人民法院关于适用〈中华人民共和国民事诉
讼法〉的解释》(2014 年 12 月 18 日最高人民法院
审判委员会第 1636 次会议通过,法释〔2015〕5 号).

[8] 《卫生行政执法文书规范》(2012 年 9 月 6 日卫生
部令第 87 号公布,根据 2017 年 12 月 26 日国家卫
生和计划生育委员会令第 18 号《国家卫生计生委
关于修改〈新食品原料安全性审查管理办法〉等 7
件部门规章的决定》修改).

[9] 《最高人民法院关于行政诉讼证据若干问题的规
定》(2002 年 6 月 4 日最高人民法院审判委员会第
1224 次会议通过,法释〔2002〕21 号).

[10] 《卫生行政许可管理办法》(2004 年 11 月 17 日卫
生部令第 38 号发布,根据 2017 年 12 月 26 日国家
卫生和计划生育委员会令第 18 号《国家卫生计生
委关于修改〈新食品原料安全性审查管理办法〉等
7 件部门规章的决定》修改).

[11] 《最高人民法院关于适用〈中华人民共和国行政诉
讼法〉若干问题的解释》(2015 年 4 月 20 日最高
人民法院审判委员会第 1648 次会议通过,法释
〔2015〕9 号).

模块六
卫生监督抽检与
现场快速检测

一、人 员 管 理

（一）概述

卫生监督机构开展现场快速检测工作首先应有具备相应技术能力和一定资质的人员从事与工作类型相适应的检测工作,机构负责人应确保人员的数量和技术能力能够满足日常监督检查工作的要求。

现场快速检测人员通常由管理人员、检测人员和辅助人员组成:① 管理人员包括机构负责人、质量负责人和技术负责人,主要负责现场快速检测技术管理和质量管理等工作;② 检测人员,主要承担现场快速检测执行工作,负责协助技术负责人解决工作中遇到的技术难题,并且协助质量负责人解决工作中的有关问题,参与现场快速检测方法或程序的制定与验证工作;③ 辅助人员,协助现场快速检测人员开展工作,包括参与检测样品登记与编号;仪器维护与保养;废弃物处理;参与消耗材料的申购、验收和管理工作;按照规定程序进行现场快速检测准备工作等。

(二)质量控制方法及措施

1. 人员培训

(1)组织培训。卫生监督人员虽然具有了相关的专业知识,但从事现场快速检测工作还必须接受相应的管理或技术方面的培训,提高自身的综合能力,符合岗位要求。因此,人员培训成为保证卫生监督机构检测能力的重要环节。只有通过上岗前培训、持续性教育培训,有针对性地对现场快速检测人员进行教育与培训,才能保证其具备工作岗位所需的专业知识、能力与经验,满足卫生监督机构当前和预期检测任务的需求。从事检测的人员必须持证上岗。

(2)培训内容。机构负责人应保证所有人员接受胜任工作所需的设备操作、检测技能等方面的培训,并有针对所有级别检测人员的继续教育计划。培训的内容分为技术培训和管理培训:

1)技术培训。主要是现场快速检测技术方面的培训,如理化、微生物检测技能、仪器设备操作维护、样品采集与制备、不确定度评估等。

2)管理培训。主要是《检验检测机构资认定管理办法》《检验检测机构资质认定评审准则》《上海市检验检测条例》及相关法律法规、现场快速检测质量管理体系文件及规章制度,以及相关管理体系审核技术培训、学习等。

(3)培训方式。培训方式分为内部培训和外部培训:

1)内部培训。是机构内部组织的培训(如各种检测技术培训、管理体系文件的培训等)。内部技术培训的考核可采用盲样检测、比对试验、观察实际操作等方式;内部管理知识和体系培训的考核可以采用书面考核、现场操作、培训老师对接受培训人员进行评价等方式。

2)外部培训。可以是机构有关人员到相关培训机构、仪器厂商、学术团体参加检测技术或管理知识的培训,也可以是这些机构派人员来本机构进行相关培训。培训结束后,必须通过适当的方式进行结果评价,这些方式包括获得资格证书或培训合格证书、测试考核、观察检测操作、培训小结评价等。

2. 能力评估

(1)岗位能力评估。

在影响现场快速检测工作质量的诸多因素中,人是最重要的因素。为此必须从系统的角度来加以策划和设计,根据当前和预期要开展的检测、抽样任务以及质量管理体系的要求来识别和确定人力资源的需求。在进行组织结构及岗位、部门的设置时,必须保证有足够数量的人和足够资格的人。岗位部门设置好后要确定岗位职责,它应覆盖所有要求的职能,因此,必须认真仔细地确定每一岗位的任职资格条件并将其文件化。

卫生监督机构应对现场快速检测人员进行监督,可通过参加内部质量控制、能力验证或使用标准物质等方法客观评估检测人员的能力。机构还应对检测人员,尤其是关键岗位的检测人员开展持续能力的评估和继续教育培训。

（2）培训评估。

技术培训由技术负责人作出评估,管理知识与管理体系的培训效果由质量负责人进行评估。内部岗前培训合格者由机构负责人授权从事检测工作,不合格者继续接受培训。关键工作岗位人员,在培训合格的基础上,由机构负责人结合接受培训人员的实际经验与操作技能授权上岗。技术负责人还需对已上岗检测人员的持续检测能力开展定期评估,评估的方式可以是根据检测人员检测工作完成情况、开展新工作的能力及接受监督的情况,进行能力验证和实验室间比对结果等。参与外部培训的人员,如果没有取得资格证书或合格证书,那么技术负责人和质量负责人将对其进行考核;对于没有培训证明的技术交流与研讨会等,参加人员应当提交书面总结报告以供审核。

每年的培训计划完成后,技术负责人和质量负责人要根据计划完成情况进行总结,对检测人员的能力进行科学评估,提出下一步的培训及工作建议。

二、仪器设备与标准物质

(一) 概述

仪器设备是实现检测的技术手段,它的正确选择与装备、使用与维护,不仅直接影响到运行成本,而且直接关系到检测数据的质量,关系到检测数据的互认。仪器设备管理就是利用有效措施,做好仪器设备的管理、维护和保养。贯彻以预防为主、维护保养和合理使用并重的方针,充分发挥其投资效能,实现仪器设备管理的科学化,促进检测工作的发展。

标准物质是具有一种或多种足够均匀和稳定的特定特性用以校准测量装置、评价测量方式或给材料赋值的一种材料或物质。对于附有证书的、经过溯源的标准物质,称为"有证标准物质"。有证标准物质是采用计量学上有效的程序对其一种或多种特定特性进行表征的标准物质,该标准物质附有的"证书"是介绍标准物质的技术文件，是向用户提出的质量保证，通常随同标准物质提供给用户。证书中通常有如下基本信息：标准物质名称及编号；研制和生产单位名称、地址；包装形式；制备方法；特性量值及测量方法；标准值的不确定度；均匀性及稳定性说明；储存方法；使用中注意事项及必要的参考文献等。在标准物质证书和标签上均有"CMC"标记。

(二) 质量控制方法及措施

1. 仪器设备

（1）仪器的选择（技术验证）。

技术验证是保证卫生监督机构正确选择、使用现场快速检测技术，降低使用风险，有效证实所引进的仪器设备的性能符合性、有效性及适用性的一种有效措施。卫生监督机构应首选通过卫生检测技术审验受理部门验证合格，并纳入卫生监督现场快速检测技术准用名录的仪器设备。技术使用机构在采购前应对验证结果进行确认，内容包括：① 验证申请（或委托验证协议）；② 验证方案；③ 证明验证机构及其技术专家和统计专家在技术验证工作方面经验的履历；④ 检验数据、结果统计及评价资料；⑤ 作业指导书；⑥ 技术验证记录；⑦ 验证结果报告。

验证主体、验证方法、验证过程均应符合《卫生监督现场快速检测技术验证程序》的要求。仪器或产品的性能符合性验证内容主要包括稳定性、重现性、灵敏度、检出限等；方法适用性验证内容主要包括准确度、再现性、特异性、可靠性等。

（2）仪器的验收。

仪器设备的验收是仪器设备购置过程的结束，也是设备常规管理的起点。验收是了解仪器设备技术性能、建立原始档案的过程。对于未能通过验收的仪器设备，应及时退货；对于通过验收的仪器设备，在日常使用前还要对其进行核查或校准。

仪器设备的验收包括以下三个步骤：① 准备工作，即查找并熟悉相应技术标准，制定详细的验收方案（主要包括验收哪些指标、采取什么方式、使用哪些标准物质），选择有技术能力的专业机构或人员进行性能测试；② 核对凭证，即为确保购进的仪器设备与拟采购的仪器设备相符，就装箱单所述的生产单位、名称、型号、规格、数量等与采购单据进行核对，同时检查其技术资料所描述的性能与所要求的技术指标是否一致；③ 实物点验，即进行数量点验和外观检查：检查设备、附件、配件的数量是否正确，外观是否完好，是否附有出厂合格证和保修单；进行内在质量检查：重点在于计量性能是否满足要求，功能是否正常。此步骤通常由选定的专业机构或人员进行,并出具调试报告或校准证书。对于大型、精密、贵重设备,通常由供方派出技术人员进行安装调试,调试完成后再根据验收方案确认测试结果。

(3) 档案的建立和管理。

每台在用仪器设备档案具体内容包括:

1) 仪器设备名称、型号、制造厂商、购置价格、购置日期、出厂编号、本单位固定资产管理编号、保管人、放置地点、仪器设备目前状态(在用、停用、报废);

2) 说明书,若是外文说明书应有使用方法的中文译文;

3) 仪器检定/校准情况记录,包括检定/校准日期、证书、周期、检定校准单位;

4) 购置仪器的申请、仪器装箱单、仪器验收清单、仪器验收同期及验收记录(仪器设备调试报告)、仪器启用日期;

5) 仪器设备使用记录、维护保养记录、期间核查记录,以及仪器设备损坏、故障、修理记录、存放位置变更记录和仪器设备报废情况记录等。要特别做好仪器设备的使用情况记录,将记录本放在仪器设备附近。每次使用时,要认真如实记录使用日期、使用时间、使用前后状态、使用人等,并定期将其归档,便于随时了解仪器设备的状态变化,确定其是否正常。

(4) 仪器标识。

仪器设备的标识管理是检查仪器设备处于受控管理的措施之一,现场快速检测仪器设备应实施标识管理,包括加贴财产标识和状态标识。状态标识分"合格"、"准用"、"停用"三种,分别以"绿"、"黄"、"红"三种颜色表示。

"绿"、"黄"、"红"三种颜色含义分别为:① 绿色标识(合格证),指仪器设备经计量检定/校准(包括内部核查)合格,确认其符合使用要求;② 黄色标识(准用证),指仪器设备存在部分缺陷,但在限定范围内可以使用(即受限使用的),包括:多功能检测设备,某些功能丧失,但检测所用功能正常,且经检定/校准合格者;测试设备某一量程准确度不合格,但测试所用量程合格者;降等降级后使用的仪器设备;③ 红色标识(停用证),指仪器设备目前状态不能使用,或者多台的设备,暂时不需要使用的。停用包含仪器设备损坏;仪器设备经检定/校准不合格;仪器设备性能无法确定;仪器设备超过周期未检定/校准;不符合使用要求。

对那些影响检测工作质量、又不需要检定/校准的装置也要进行核查,检查其功能是否正常,并用"三色"标识表明其经验证后的状态。设备状态正常者,贴绿色标识;若设备状态不是很好,但不影响使用的,贴黄色标识;设备状态不正常、无法使用者,贴红色标识。

仪器设备校准状态标识中应包含必要的信息,如检定/校准日期、有效期、检定/校准单位、设备的管理编号、使用(或保管)人等。适当时,机构可以在标签中标注校准给出的修正因子或修正值。

有些与测量数据无直接关联的设备,它们的功能是正常的,贴黄色标识就不太合适,一般应贴绿色标识,并加标"非计量"以示区别,亦可直接用"功能正常"标记。机构也可以根据需要自行设计校准状态标识,并在相应文件中详细说明其使用范围和方法。

(5)使用与保管。

应配备合格的管理人员、使用人员和维修人员。仪器设备的管理、使用和维修人员必须经过专业技术培训,掌握"管好、用好、修好"和"会使用、会保养、会检查、会排除故障"等"三好"、"四会"基本功。对于大型、精密、贵重设备、检测的关键设备以及引进的重要设备,应做出专门规定,指定专职人员维护保养,并建立严格的岗位责任制和交接班制度。

应按照仪器设备的性能合理安排工作任务和

工作负荷。一方面,要避免仪器设备超负荷、越性能、越范围工作,人为地缩短仪器设备的使用寿命;另一方面,又要尽量提高仪器设备的使用率,管理部门、管理人员要在加强仪器设备保养的同时,考虑其共享和调剂使用。

应为仪器设备创造良好的工作环境。仪器设备都要求有一个适宜的工作环境和正常的工作秩序,其放置和总体布局要合理有序,还须配备相应的防护、保安、防震、防潮、防腐、保暖、通风、降温等装置。对大型、精密、贵重的仪器设备,要尽量设立独立的储存空间。

应建立健全仪器设备使用、管理的规章制度。制定安全操作规程,设备保养规程,事故处理制度,检查评比及奖惩制度,大型、精密、贵重仪器设备的档案管理制度等,从而使仪器设备的管理工作有据可依。

(6)维护与保养。

1)例行的维护保养:该项工作是日常性的。仪器设备的保管或使用人员要经常实施清洁、防尘、充电措施,按期加以维护保养。

2)特别维护保养:根据仪器设备的使用情况,在仪器设备运行中,对部分附件进行拆卸、修复、清洗、检查、调整等。这项工作应由有经验的专职人员进行,必要时联系供方派员完成。

2.标准物质

(1)溯源要求。

国外进口的标准物质应提供可溯源到国际计量基准或输出国的计量基准的有效证书或国外公认的权威技术机构出具的合格证书,应对标准物质的浓度、有效期等进行确认。国内制备的标准物质应有国家计量部门发布的编号,并附有标准物质证书。当使用参考物质而无法进行量值溯源时,应具有生产厂提供的有效证明,机构应编制程序进行技术验证。

(2)检查验收要求。

1)购置到的标准物质应进行验收。

2)选择使用频率高的或有疑虑的标准物质进行品质检查,可用另一标准物质进行比对或采用定性方法予以确证。

3)在标准物质有效使用期间进行期间核查,验证其特性值稳定、未受污染。如果标准物质期间检查中发现其已经分解、产生异构体、浓度降低等特异性变化,应立即停止使用该标准物质,及时报告保管人,并追溯使用该标准物质产生的测试结果,确定这些结果的准确性。如有疑问,应立即通知收到影响的客户,准备重新检测。

(3)管理。

1)标准物质应从合格供应商采购,保证货源可追溯。

2）标准物质应由专人保管，予以编号、登记，放置规定位置，便于取用，不受污染。作废后及时从台账中注销，始终保持账物相符。

3）标准物质应根据其性质妥善存放：易受潮的应存放于干燥器中；需避光保存的要用黑纸包裹或贮于棕色容器中；需密封的用石蜡封口后存放于干燥阴凉处；需低温保存的应存放在冷藏室中；需冷冻保存的应存放在冷冻室中；不宜冷藏的应常温保存。对不稳定的标准物质应格外关注其存放条件的变化，防止其性能发生变化。

三、量值溯源与期间核查

（一）概述

量值溯源是检测结果互认的基础，卫生监督机构应尽量确保相关现场快速检测结果能够溯源到国家基准，其前提条件是检测使用的所有仪器设备的量值能够溯源到国际单位制（SI）。对于可能影响检测结果准确性的仪器设备，应根据仪器设备的工作周期要求，制定检定/校准、验证、确认的总体要求和实施计划，并在这些仪器设备使用前对其进行检定/校准，以保证结果准确性。

虽然检定/校准规程中给出了检定/校准周

期,但人们不知道在有效期内测量仪器的技术性能是否能够始终保持。为此,需要对测量仪器进行期间核查,用简单、实用并具相当可信度的方法,对可能造成不合格的测量仪器的某些参数,在两次相邻的校准时间间隔内进行检查,以维持其校准状态的可信度,确认上次校准时的特性不变。但不是所有的在用仪器设备都要进行期间核查。卫生监督机构应根据仪器设备的特性、使用频率编制"期间核查程序",确定核查清单。正常、不间断使用的仪器也应做期间核查;非经常性使用的仪器设备也应在使用前进行必要的性能符合性检查。

(二) 质量控制方法及措施

1. 量值溯源

(1) 编制方案。

1) 仪器设备检定/校准、验证、确认的总体要求,是根据仪器设备分类指导的技术文件,对每一类、每一台仪器设备通过何种方式实施溯源做出具体的规定。检定/校准、验证、确认在文件依据、实施内容、结果判定、法律效力等方面存在着不同。不需要检定/校准的仪器设备应进行功能和性能的核查。

2) 制定检测仪器设备量值溯源方案,应列出用于检测的所有设备,包括对检测和采(抽)样结果的准确性或有效性有显著影响的辅助测量设备（例如某些用于测量环境条件的设备）清单，确保这些设备在投入使用前都进行检定/校准。量值溯源方案必须包括仪器设备需检定/校准的量值、通常的使用范围、使用的检验方法对仪器量值精度的要求以及检定/校准的周期等要求。

3）量值溯源方案应明确区分哪些是可以溯源到国际单位制（SI）的，哪些是溯源到国家规定的标准物质，绘制溯源图或用文字说明。对于不属于前两类的，按约定方法和协商的标准实施溯源。

4）检测仪器设备的量值溯源方案。机构在制定量值溯源方案时还应考虑以下方面：a. 送检计划，列出送检设备清单（一般为强制计量器具）、检定机构（应为法定计量检定机构）、检定周期或检定日期等；b. 校准计划，列出校准设备清单、校准机构（选择通过国家实验室认可的校准实验室的）、校准周期或校准日期等；c. 核查计划，列出核查设备清单、核查方法、核查周期或核查日期等；d. 比对计划，列出无法溯源到国家计量基准的仪器设备、比对验证方式等。

（2）服务机构的选择。

1）选择量值溯源服务机构时，应对计量技术机构进行有效的质量评价，只以其是法定计量检定机构牌子的标准来选择量值溯源服务，不能确保其提供检定/校准服务的质量和有效性。

2）在选择检定/校准机构时，要关注该机构是否具有所开展项目的能力，一是该项目是否已通过国家认可，或已完成计量建标考核；二是其测量不确定度是否满足被检测/校准测量仪器的准确度要求。机构可通过严密的测量不确定度分析，按照满足"校准或比较链"规定的要求自主选择溯源校准机构，甚至可以是国家标准和国际基准。

（3）量值溯源实现途径。

1）检定。检定是自上而下的量值传递：将国家计量基准所复现的单位量值，通过检定（或其他传递方式）传递给下一等级计量标准，并依次逐级传递到工作计量器具，以保证计量的对象的量值准确一致，称为量值传递。量值传递是由国家测量基准开始，将其复现的计量单位传递到各等级测量标准，直至工作计量器具的、自上而下的量值统一工作。

2）校准。校准是自下而上的量值溯源。量值溯源是通过连续的比较链，使测量仪器测得的量值能够与国家测量标准或国际测量标准联系起来。规定条件下，为确定测量仪器或测量系统所指示的量值，或实物量具或标准物质所代表的量值，与对应的由标准所复现的量值之间关系的一组操作称为校准。校准结果既可给出被测量的示值，又可确定示值的修正值。校准也可确定其他计量特性，如影响量的作用。校准是测量仪器的用户的一种自主溯源行为。随着社会主义市场经济的发展，校准逐渐确立了其在量值溯源中的地位，逐渐成为实现单位统一和量值准确可靠的主要方式。

2. 期间核查

(1) 选择期间核查对象。

卫生监督机构应考虑划定哪些测量设备或参考标准需进行期间核查，以及采用的核查方法和频次。

一般对处于下列六种情况的设备或标准进行期间核查：① 使用频繁；② 使用环境严酷或使用环境发生剧烈变化；③ 使用过程中容易受损、数据易变或对数据存疑的；④ 脱离实验室直接控制后返回的；⑤ 临近失效期；⑥ 第一次投入运行的。

(2) 期间核查的实施。

除确定核查的仪器设备清单外，还需要对进行核查的仪器设备制定相应的"期间核查作业指导书"，规定核查的内容，以便按计划和程序实施核查，对数据进行分析和评价，实现预期目的。期间核查通常选择仪器说明书列出的技术指标，经分析发现仪器设备已经出现较大偏离，可能导致检测结果不可靠时，应按相关规定处理，直到经证实的结果是满意时方可投入使用。

卫生监督机构应针对具体设备或标准的特点，从经济性、实用性、可靠性、可行性等方面综合考虑相应的期间核查方法。期间核查的方法是多样的，基本上以等精度核查的方式进行，常用的有以下几种：① 使用有证标准物质；② 对稳定的被测件（例如核查标准）的量值重新测定；③ 与相同准确度等级的另一设备或几个设备的量值进行比较；④ 在资源允许的情况下，可以进行高等级的核查；⑤ 参加比对或能力验证。

核查后，应对数据进行分析和评价。当发现仪器设备已经出现较大偏离，可能导致检测结果不可靠时，应按相关规定处理，直到经证实的结果是满意时方可投入使用。

四、检测方法的选择和应用

(一) 概述

检测方法是保证检测报告质量评价一致性和结果互认的基础，因此需要对检测方法及其过程加以控制，包括样品采集、预处理或后处理、运输、储存、准备或制备，检测及其数据统计与处理、法定计量单位和结果表述，以及测量不确定度评定等环节，确保所采用的方法适用并满足检测需要。

卫生监督机构使用的检测方法有标准方法和非标准方法。标准方法指由标准化组织发布的方法，包括国际标准（ISO、IEC 方法等）、区域标准（亚太地区、欧盟方法等）、国家标准（国内的如 GB 或 GB/T、WS 或 WS/T、SN 或 SN/T 等，以及地方标准方法；国外的如 ANSI、DIN、BSI 等方法）。标准化组织发布之外的方法称之为非标准方法，包括知名技术组织公布的方法，如国家 CDC、WHO、FAO、AOAC、FCC 方法等；有关科技文献或期刊公布的方法；设备制造商指定的方法；实验室自行制定的方法等。非标准方法广义上也包括由实验室进行扩充和改良的以及超出标准规定范围使用的标准方法。

(二) 质量控制方法及措施

1. 检测方法的选择

一般情况下，卫生监督机构应优先选择使用国家标准方法，其次是行业标准或技术规范规定的方法。当没有国家标准方法时，可以选择国际或区域标准方法，也可以选用非标准方法。要确保所选择的标准现行有效，保证在方法使用之前，从"人""机""料""法""环""溯""样"等方面具有满足检测方法要求的能力。

一些标准方法对同一检验项目可能有一个以

上的检验方法,检测机构可根据自己所具备的条件来选择使用,若检验结果超过国家卫生标准限值或在临界值,或者有相对人要求仲裁,则应以第一法作为仲裁方法。应注意,有的标准方法中对一个项目虽然有多个检验方法,但并没有指明哪个是仲裁方法和非仲裁方法,这属并列关系。对于有几个并列方法的,需根据被测样品的类型、配方的不同来选择适宜的检验方法。

2. 检测方法的确认

检测方法的确认是"通过核查并提供客观证据,以证实某一特定预期用途的特殊要求得到满足",即证实方法是否有效、适用,是否具备正确实施该方法的能力。确认应尽可能严谨、全面,以满足预定用途或应用领域的需要。

(1)标准方法的验证。

有效性的验证。卫生监督机构应使用有效的、最新的标准版本,除非该版本不适宜或不能使用。对于标准方法应具有足够的理解、熟练的操作、有效的实施,并定期核查。作废标准必须有明确标识,以防止误用。对其他文字的国际标准、区域标准、国外标准同样应验证其有效性。

适用性的验证。虽然标准方法在研制和验证过程中对方法的误差已作了详细的评述,但这仅仅提供了保证结果质量的条件。一个好的检测方法在被接受和应用的过程中,都有一个适应的过程,即对检测方法精密度的预测与控制、误差的估计与校正、方法检出限以及结果不确定度确定的过程,这就是质量控制的核心内容。卫生监督机构引用现有标准方法中已公布未曾开展过的技术方法或引用新颁布的标准方法时,以及发生调整岗位由新的员工承担原开展的检测项目时,检测人员应对拟使用的检测方法进行确认和必要的验证试验,以证实操作者确实掌握了分析技术的关键点,同时可以利用此手段评价分析方法的可靠性与适用性。对方法预期用途进行评价时,应包括方法的准确性、检出限、选择性、线性、重现性、影响因素、基体干扰等。

运用能力的验证。在引入检测之前,卫生监督机构应证实能够正确地运用这些标准方法。当标准方法发生变化,应重新进行证实。对标准方法的证实应有相关的文件规定、支持的文件记录,内容包括:① 执行新标准所需的人力资源的符合性,即检测人员是否具备所需的技能及能力;必要时应进行人员培训,经考核后上岗;② 现有设备的适用性,即是否具有所需的仪器设备、标准物质或参考物质,必要时应予补充;③ 设施和环境条件的符合性,即是否满足所需的要求,必要时进行验证;④ 样品制备,包括前处理、存放等各环节是否满足标准要求；⑤ 作业指导书、原始记录、报告格式及内容是否适应标准要求；⑥ 对新旧标准进行比较，尤其是差异分析与比对的识别；⑦ 对检测方法运用能力的证实可包括以前参加过的比对或能力验证的结果、为确定测量不确定度、检出限、置信限等而使用的已知值样品所做过的试验性检测的结果。

方法的偏离。当实际操作偏离检测标准是一种例外允许的情况时，其前提是该偏离已被文件规定、经过技术判断（确认证实不会影响检测结果的正确性）、得到技术负责人批准同意。方法偏离必须要征得客户的同意。方法的偏离必须控制在规定测量范围或允许误差之内、限于规定的数量和规定的时间段。要注意做好对偏离技术判断的记录。必要时，应采用附加细则形式，以确保应用的一致性。偏离只能在一定的时间、一定的范围、一定的检测对象中实施。方法偏离是短时间的，需要回归的，如果是长期偏离就是非标方法。

（2）非标准方法的确认。

卫生监督机构也应对拟采用的非标准方法、自行开发设计/制定的方法、超过预期范围使用的标准方法、扩充和修改过的标准方法进行确认，以证实这些方法适用于预期用途。

有的非标准方法可以不需要经过技术验证方

式确认。例如：① 获得承认的非标准方法，即获得政府、行业组织承认的非标准方法可直接证实使用，不需进行确认。国家（行业）主管部门发文或发布的技术规范（方法），可以直接证实使用，如《消毒技术规范》等；② 知名技术组织、有关科学书籍和专业期刊公布的方法，设备制造商指定的方法，即知名技术组织公布的、国际上普遍采用、行业广泛认可的某些公司、行业协会的标准，可以直接证实使用，但在有的行业需要得到主管部门承认，不能与主管部门的规定不一致；③ 实验室选用仪器商提供的方法时，如果检测对象同该方法提供的类型相同，且测量水平在仪器的测量范围内，而方法也是行业内公认的，就可以直接证实使用；否则，必须提供研制方法的报告及技术确认记录，必要时由行业内专家确认；④ 自行设计的方法，即卫生监督机构自行制定的方法是一个设计过程，需要进行策划与控制，应作为一个项目来进行管理，包括制定计划，明确参与人员及其职责分工；⑤ 超出其预定范围使用的标准方法、扩充和修改过的标准方法，即根据变动性质和程度决定技术确认的程度，应考虑方法或其原理在行业内的应用情况和成熟度。如果是对标准方法作了少量改动，可自行组织确认；如果是将标准方法应用到新的领域，应由行业内的专家进行确认。

3. 方法的技术验证

（1）方法检出限试验。

通常利用测定空白溶液（与配制标准溶液、试剂、溶解或稀释试样相同的纯水）的信号值，计算批内标准差，以求出检测方法的检出限。需要注意，痕量分析时，往往样品测定值也很小，常与空白值处于同一个数量级，空白值的大小及其分散程度对分析结果的精密度和方法的检测限都有很大影响。如实验用水和化学试剂的纯度、玻璃量器的洁净度、分析仪器的精度和使用状态、实验室内的环境污染状况以及检测人员的水平和经验等，都会影响空白值。

对某一检测方法进行验证时，一般每天测定2个空白试验平行样品，共测5天，计算标准偏差或批内标准偏差，并按常用的规定方法计算检出限，当该值如高于标准方法中的规定值，则应找出原因予以纠正，然后重新测定，直至合格为止。

（2）方法精密度试验。

取接近方法检测上限和下限浓度的标准溶液，在方法规定的条件下测定，比较每个浓度的标准（不包括空白）的批内变异和批间变异，检验变异的显著性，以评价检测方法的精密度（相对标准偏差）是否在允许范围之内，判断分析误差来自分析者的技能还是被测物自身分解。重量法、容量法应在分析天平、滴定管的较小误差范围内选择试验浓度。

（3）加标回收试验。

在样品中加入一定浓度的被测物,测定加标回收率,以便发现样品中是否存在不影响精密度但能改变方法准确度的因素。这里需要注意的是,在加标回收试验时,尽量做到标准添加以后保存一段时间,使添加的标准同样品有一定接触时间,避免刚加入就提取,导致回收率虽高,但不能反映实际情况的假象。

（4）方法适用性试验。

测定样品（选择的样品必须含有一定浓度的被测物,且是具有代表性的基体,对不稳定的成分可以放置一定时间使浓度趋向稳定）,比较标准溶液和样品分析的标准偏差,以发现样品中是否存在影响精密度的干扰因素,提供是否需施加消除干扰的参考。

检验样品中常有许多共存物质,试验时应根据样品的来源及组成确定可能的共存物质,通过测定各标准、样品和加标样品结果值的标准差与检出限浓度标准的标准差比较,证实共存物质是否干扰被测组分的测定,评价检测方法的适用性和检查操作人员掌握常规分析方法的熟练情况。

（5）方法准确度试验。

将有证标准物质与样品在相同条件下进行测

定,如果标准物质的测定结果与证书上的标准值一致,表明分析方法与测定过程的准确度令人满意,样品分析结果准确可靠。要注意所用标准物质尽量与样品保持相同或相近基质问题,当基质相差很大时,即使标准物质测试结果再准确也不能完全代表样品的测试结果,尤其在样品基质复杂于标准物质基质的情况下。

(6) 方法线性范围试验。

卫生检验标准方法中常用标准(工作)曲线法进行定量分析,工作曲线的线性范围(指待测物质的浓度或量与测定信号值成直线关系的浓度或量的范围)与分析条件密切相关,它的改变表明实验条件发生了变化,应予以改正。工作曲线的线性会影响到测定结果的准确度,主要因素有:分析方法和分析仪器的精密度、标准溶液配制的准确度及分析人员的操作技术水平等。样品的测定应在工作曲线的线性范围内进行。线性范围越宽,样品测定越方便,即不必稀释或浓缩就可以直接测定。若样品基体对测定有影响,则应采用不含待测物质的样品加入标准的方法配制不同浓度的标准系列来绘制工作曲线。

4. 检测方法的应用

(1) 检验方法关键步骤的控制。

化学分析方法的过程大部分都可分为取样

（称量或吸量）、样品处理、测定（包括制作校准曲线和样品测量）和结果报告四个基本步骤。只有在保证各环节操作合理、规范的前提下才能获得准确的检测结果。样品处理中对需要经浓缩、消化、分离、萃取等操作的实验，应考虑到分解消化是否完全，有否污染的可能，被测物形态有否改变，萃取是否完全。如，使用分液漏斗进行分离提取、干燥器冷却、溶剂洗脱、加热回流、加热炭化、驱除余酸、蒸馏与接收等操作，要注意把握技术的严密性，防止被测组分逸失；使用凯氏瓶消解样品时，要注意将沾在瓶颈上的样品事先洗脱到瓶中，避免因加热炭化后不易洗脱和消解导致检测结果偏低，同时还要了解样品基体对被测物的影响。在测定步骤中，除了重量法、容量法和库仑法等经典方法以外，大部分仪器分析法都是采用相对比较法进行测量，这样，在建立校准曲线时就可能会引进误差，包括标准溶液的准确性，校准曲线的使用是否正确，以及由于标准溶液与样品溶液间基体不同而引起的误差（基体效应）。这些因素都可能发生化学测试中溯源链的破坏，因此，质量控制措施从起始步骤就要实施。

（2）非标准方法的应用。

由于非标准方法在制定过程中大部分均已经过确认，因此只要适用即可使用。但是，由于标准是各方妥协的产物，从提议、起草到最终批准、发布，一般需要通过法定程序，周期较长，有时并不能反映最新科技成果，标准滞后于新产品是普遍现象。所以，在先进国家中，尽管标准化机构发布了相关标准，实验室使用非标准方法的现象仍然相当普遍。

对非标准方法，不仅需通过确认证实方法的合理性、可操作性是否能够满足预期使用要求，还应证实实验室能够正确使用方法，获得正确、准确、可靠的测量结果，即确实具备方法要求的资源，包括人员、设施与环境、设备、标准物质、样品制备、数据处理等。

五、作业指导书(SOP)的编制和应用

(一) 概述

作业指导书(简称 SOP)，也称标准化操作程序，是用以指导某个具体过程、事物所形成的技术性细节描述，是直接指导操作人员进行各种质量控制活动的可操作性文件。作业指导书是卫生监督机构现场快速检测能力的重要组成部分，也是保持检测过程有机联系、工作有序的运行规范，是统一检测行为的依据。作业指导书使检测人员操

作技能符合质量保证的要求;检测人员可以直接使用作业指导书完成分析任务;卫生监督机构可以使用作业指导书训练参加该项任务的新员工;可以用作业指导书来监督和审核检测过程;也可以将之作为评定标准审查检测人员的操作是否符合作业指导书的要求。

作业指导书的主要类型包括:① 方法类,即用以指导检测过程的细则(如标准/规程或规范的实施细则),包括对标准增补或改写为实验室内部的操作规程或补充文件、附加说明;② 设备类,即用以指导仪器设备使用、操作的规范(如设备制造商提供的使用手册、特殊操作说明等);③ 样品类,包括样品的准备、处置和制备规则;④ 数据类,包括数据的有效位数、修约、异常值的剔除以及结果测量不确定度的评定方法等。

(二) 质量控制方法及措施

1. 编制目的

具体可以归纳为以下几个方面:

(1) 使检测工作有章可循,使检测工作安全风险评估和过程控制规范化,保证全过程的安全和质量;

(2) 对内、对外提供文件化的证据;

(3) 作为持续改进质量管理体系的基础和

依据；

（4）用作学习与培训教材，以提高人员素质和技术水平。

2. 编制内容要求

内容应满足：

（1）遵循"5W＋1H"原则：明确此项作业的名称及内容是什么，指导书适用范围或对象是什么（What）；此项操作在什么条件下实施（Where）；在什么时候开始、结束、检查（When）；由什么样的人来操作（Who）；此项作业的目的是什么（Why）；如何按步骤完成作业、如何进行控制（How）。

（2）"最好，最实际"原则：使之成为最科学、最有效的方法，有良好的可操作性，并可获得良好的综合效果。必要时辅以流程图，明确判定的标准，说明这样做的必要性（或需要注意的任何例外、特殊情况的详细说明、有没有更好的办法），所需形成的记录是什么。

（3）编写作业指导书时应把实施该项活动的经验、要领及技巧总结进去，成为纯技术性的细节，一般应包括作业内容、使用的材料、使用的设备、作业的质量标准、检测方法等各项要素。

3. 编制程序要求

编制程序一般要求：

（1）作业指导书一般由承担检测工作的专业

科室负责编写,明确编写目的是编写作业指导书的首要环节。

(2) 仪器操作作业指导书用来指导操作者如何进行仪器操作,专业性较强;检测作业指导书用来指导检测操作步骤的实施。

(3) 样品处理作业指导书用来指导检测者如何进行检测前的样品前处理。

(4) 数据类作业指导书用来指导包括数据的有效位数、修约、异常值的剔除以及结果测量不确定度的评定方法等。

(5) 作业指导书应按规定的程序批准后才能执行,未经批准的作业指导书不能生效。

(6) 严禁执行作废的作业指导书,如有变化应按规定的程序进行更改和更换。

(7) 使用进口仪器设备也应有翻译成中文的作业指导书,并经审核批准后使用。

4. 编制数量要求

数量应满足:

(1) 并非每一项活动(或每一个程序)都要细化为若干操作指导书,只有在因缺少指导书可能给检测结果带来不利影响时,才有必要编制指导书。

(2) 究竟要引用多少个程序文件和作业指导书,其详略程度、编排格式、层次划分取决于实验室的规模、检测工作的复杂程度、人员的素质等实际情况,应根据实际情况来确定。培训充分有效时,作业指导书可适量减少。当需要对某一特定产品或特定岗位有具体的特殊要求时,就要用指导书来做出详细的规定。常识性的操作技能不需要编制作业指导书,如使用游标卡尺、温度计、玻璃量器等操作就属于检测人员"应知应会"范围。

5. 编制格式要求

机构应首先编制一份编制作业指导书的指导文件,统一编制格式。要求简单明了、便于理解,具有可操作性。

6. 其他要求

作业指导书被批准使用后,仍需定期对其适用性、有效性进行评估,不断完善、更新。过于专门化的作业指导书可能存在局限性,需经常修改,使之达到确保检测结果质量所需的程度,成为指导检测人员技术操作的准则。为便于使用或查询,应对作业指导书建立目录并按类别分册装订(宜活页形式装订),便于修订,便于取阅。

六、检测环境分析和控制

(一) 概述

卫生监督现场快速检测是指根据卫生监督的

工作特点,采用快速检测手段,运用快速检测仪器设备的物理、电化学、生物学检测原理,对作业场所、公共场所、产品卫生质量等存在与健康相关的因素进行现场检测,及时掌握卫生质量状况。卫生监督现场快速检测多为现场的直读式检测,对固定实验室的要求较低,因此外部环境因素对现场检测工作的影响成为整个质量管理的关键因素,包括仪器设备的现场检测环境,以及从仪器设备的存放到现场检测工作开始前整个过程存在的环境因素。根据检测项目质量管理要求,与检测有关的环境条件应满足相关法律法规、技术规范或标准的要求,最大限度地减少环境因素对检测结果的影响,环境因素对检测结果质量有影响时应检测、控制和记录环境条件,在非固定场所的现场快速检测应特别注重环境因素的影响。

检测环境条件要求的识别和确定取决于:① 所从事的检测和抽样工作所遵循的标准要求;② 所使用仪器设备要求的环境条件或设施;③ 样品对环境条件的要求;④ 检测人员的健康安全需求。

(二) 质量控制方法及措施

1. 总体要求

为了保证卫生监督现场快速检测中抽样、检验检测结果的准确性、可靠性,应为现场检测、仪器设备的存放、运输等环节配置相适应的设施和环境条件。这是直接影响检测结果质量的要素，属于资源配置的过程。同时，还应具备对环境条件进行有效检测和控制的手段，因为设施和环境条件以及监控手段是保证现场快速检测工作正常开展的先决条件。

（1）根据检测环境因素的变化，对可能影响检测结果的内容应专门制定《现场检测管理程序》《仪器设备的控制与管理程序》《检测环境的建立、控制和维护程序》等程序文件，实施检测环境影响的质量控制。

（2）相关的检测规范、方法和程序有要求，或对结果的质量有影响时，现场快速检测应监测、控制和记录环境条件，对诸如温度、相对湿度、生物消毒、灰尘、电磁干扰、辐射、供电、声级和振级等环境因素应予重视，使其适应于现场检测工作的开展。

（3）当环境条件危及检测结果时，应停止检验检测工作。

（4）应组织检测人员根据仪器设备的使用要求和执行的检验检测标准对设施和环境条件的要求建立满足要求的设施和环境控制目标。

（5）现场检测人员根据控制目标提出监控手段、方法和配置监控设施或设备。

（6）现场检测人员或仪器保管人员根据仪器

设备的保存条件提出存放环境监控目标以及监控方法、监控设施或设备。

（7）建立并保持环境保护程序，不得因检测工作而影响环境和健康。

2. 对现场检测环境的质量控制

（1）现场检测环境的影响是多方面的，相关检测仪器在开展现场快速检测工作时本身具有一定的限制性和适应性，温度、相对湿度、通风、照明、电磁干扰、噪声、振动等都可影响现场检测结果的准确性，使检测参数的不确定度增加，微生物检测时还存在菌种、洁净度、灰尘、有害气体等因素影响。

（2）现场检测工作中，检测人员应负责确认现场检测设备、环境条件是否满足要求，对有环境条件要求的现场检测活动，应责成有关人员配带相应的检测设备，并对检测环境条件是否达到要求进行评价或验证；为确保人身和设备安全，现场检测人员应配带安全防护用具，落实安全防护措施，带入现场使用的仪器设备必须配有防漏电插销板和电源电压检测仪表，必要时还应配有防水、防尘护罩及防震措施等，检测区域须用明显标识实施隔离，防止无关人员进入检测区域；检测人员在进行现场检测工作前应对所用仪器设备的环境影响因素进行核查，确保设备性能正常。

（3）检测人员应注意观测和记录环境条件的

变化情况,当环境检测显示环境条件达不到检测要求时,检测人员应停止检测,并报告检测项目负责人,查明原因,采取措施,直至环境条件满足要求后再继续检测工作,对不能间断的检测活动的检测数据应宣布无效;对难以控制的环境条件,检测活动应考虑在时间和地域上实施隔离,以保证检验结果的有效性,如经过努力环境条件仍达不到要求,检测项目负责人应决定是否继续检测或考虑由此引起的不确定度的变化;现场检测工作完成后,检测人员应再次确认检测设备状态和环境条件状况,如正常,表明本次检测数据有效;如发现问题,应及时查找原因,确定是否重新安排检测。

(4)注意检测中常见问题,如应用电化学传感器的检测仪器在高温环境状况下传感器易失灵,缩短使用寿命;测量射频辐射仪器在检测时须避免电磁场干扰进行准确调零;噪声检测仪器测量时须避免外部风速影响而使用风帽;微生物快速检测对环境因素的影响要求更高,一般应采取完整未开封的样品,如是散装样品,采集必须在无菌操作下进行,采样的用具应预先经灭菌处理,样品进行微生物检验应越快越好,尽量缩短采集到检验的过程时间,至少应满足检验方法标准的要求。

(5)现场检测项目应确保其检测环境条件不会使结果无效或对所要求的检测结果产生不良后

果,现场进行抽样、检测时,应充分考虑其可能带来的不良影响,保证卫生监督现场快速检测数据的准确、可靠。

(6) 现场环境条件不符合样品采集标准、规范和采样方案要求的特殊情况,如以查明突发公共卫生事件或疾病暴发流行的原因为目的的样品采集,应该如实记录样品采样时的环境条件。

3. 对仪器存运过程的质量控制

(1) 仪器设备的存放、运输等环节应满足质量管理有关设施与环境条件的要求,有利于检测的正确实施。仪器设备的存放地点、运输工具应干净卫生、整洁有序,管道、布线应安全合理,通风、采光应符合要求,有关记录、文件应妥善保管,标准物质的使用、保管应有特殊规定,易燃、易爆、有毒物品应有特殊管理要求,仪器设备安放应便于操作和维护。

(2) 检测人员负责组织设备运输,注意设备防震、防雨,确保设备安全,并对检测数据和结果的有效性进行监控,负责现场检测过程的安全监护,对现场检测及仪器设备存储、运输等过程环境影响因素进行检测记录及报告的归档。设施和环境条件不应对检测构成不利影响并确保对测量结果不确定度的影响符合要求。仪器设备的存放、运输应考虑不同仪器设备在同一个存放区域或在不同检测作业时的相互影响,如有影响应采取隔离措施,现场快速检测仪器设备的存放、运输布置在遵循不能相互影响的同时还应考虑使用的方便性。此外,仪器设备的存放地点、运输工具内不允许做与检测无关的活动。进入或使用对检测活动质量有影响的所有区域时,应作出规定并加以控制,受控区特别是微生物检测区域应有标识,进入受控区的人数应有限制,人员的进入会影响温度和洁净度的变化。

(3) 仪器设备的存放、保存环境条件如发生偏离,技术主管在确认检测仪器设备能力没有发生变化后应尽快恢复整个存放、保存的环境条件。

4. 对安全作业管理的质量控制

(1) 卫生监督现场快速检测基本不依赖实验室检验,但其所包含的现场检测环境,以及从仪器设备的存放到现场检测工作开始前整个过程存在的环境因素也应纳入到检测工作质量管理和管理要求中,仪器设备的存放、运输、检测等环节要从储存、领用、标识、交接、无害化处置等方面建立严密的安全控制措施,确保不会对检测人员和公共安全造成危害;对涉及电离辐射、高温、高电压、撞击,要确保环境因素影响处于严格控制状态,保证仪器设备正常检测工作的开展。现场快速检测工作还应建立、健全应急处置方案,在紧急情况下采取及时的应急处理措施,防止意外事故的发生,防止事态扩大,尽量减少损失。与此同时,现场快速检测工作还必须重视环境保护问题,在现场检测、仪器设备的存放、运输等各环节正确配置相应的设施和设备,确保检测过程中产生的废气、废液、粉尘、噪声、固体废弃物等得到合理的处置,处置的效果符合环保要求。

(2) 对环境条件实施的检测和控制应有真实和实时地记录,这种记录是反映环境条件变化的信息,是分析数据变化的参考因素,是保证在同等条件下可以复现检测工作的重要条件。卫生监督现场快速检测的检测人员在检测开始、检测中间、检测完成后应检查和记录环境监控参数,避免环境条件发生偏离,给检测结果造成不良影响。当遇特殊客观原因使环境条件达不到监控要求时,检测负责人可实施隔离措施,安排检测人员在实施隔离措施后继续检测活动。

(3) 应当及时发现和调控环境条件变化,避免影响检测结果的质量。建立和实施安全作业管理程序,不影响和危害公共安全,对涉及化学危险品、毒品、有害生物、电离辐射、高温、高电压、撞击及水、气、火、电等危及安全的因素和环境必须有效控制,确保安全。当现场检测所要求的外部环境因素对检测结果产生影响时,检测单位应具备检测和控制环境条件的能力,根据制定和执行的《检测环境的建立、控制和维护程序》,维护、保持对环境因素的检测和控制能力,尤其在固定场所以外的临时或移动设施中开展现场检测时,应对其环境条件是否符合要求加以重点关注。

七、采样抽样及样品管理

(一) 概述

卫生监督现场快速检测涵盖了饮水卫生、公共场所、放射卫生、学校卫生、传染病防治、健康相关产品、医疗机构消毒、病原微生物实验室等多项领域,有关检测样品的抽样及现场检测过程会直接影响到检测样品的有效性和检测结果的准确度,为保证现场快速检测满足整个质量管理要求,必须对样品采样和现场检测过程的各个环节实施有效的质量控制,确保检测结果准确、可靠。

由于检测对象和样品种类的不同,以卫生质量检测和评价为目的的样品采集、抽样,具有其特殊性。影响采样代表性的因素包括采样量、采样地点、采样部位、采样时间、采样的随机性和均匀性,以及按批号抽样等。正确的采样、抽样必须遵循的原则包括:① 首先必须基于相关统计方法的要求;② 采集的样品必须具有代表性;③ 采样方法必须与分析目的保持一致;④ 采样及样品制备过程中应保持原有的理化指标,避免待测组分发生化学变化或丢失;⑤ 防止和避免待测组分受沾污或受外来成分的污染;⑥ 样品的处理过程尽可能简单易行。

以查明突发公共卫生事件或疾病暴发流行的原因为目的的样品采集,不要求样品具有代表性,但强调可获得性和针对性。一般采样之前,对样品环境和现场检测进行充分调查是必要的,并对现场采样、抽样地点和现场条件,样品中的主要组分及含量范围,采样、抽样完成后应进行分析测定的项目,样品中可能会存在的物质组成等方面有一个清晰的认识和了解。

(二) 质量控制方法及措施

1. 总体要求

通过采样抽样完全保证检测数据的真实、有效是有一定风险的。为了将检测的风险降低到最低程度,对抽样和样品处置应从抽样开始对涉及样品的所有过程实施严格的受控管理,要求对采样、抽样及抽样后的运输、处置、保护、存储、保留和清理建立相应的程序规定,用程序来保证样品的完整性,包括:① 现场检测抽样应制定详细的抽样方案和程序,且在采样、抽样地点应该能得到这些方案与程序,抽样方案应符合统计学方法要求并经确认可行;② 抽样应具有代表性,并在抽样过程中对有关因素进行控制,以确保检测结果有效;③ 采样、检测使用的所有仪器应保证其正常运转和安全处置,避免损坏和污染;④ 采用正确的采样、检测方法,确保采集方法的系统性和有效性;⑤ 采样记录应按照记录填写规范要求填写《现场检测采样记录单》,记录内容应清晰、明确、具体;⑥ 采样、抽样应建立样品的标识系统,每个样品在检测过程中应具有识别和记录的唯一性标记。

2. 采样及抽样的质量控制

(1)样品采集、抽样是现场检测工作中的重要环节,不合适的或非专业的采样、抽样会使可靠正确的测定方法产生错误的结果。为使采集、抽样的样品具有代表性、有效性和完整性,确保检测结果准确,必须对采样过程实施有效的质量控制,严格按照采样规范中的采样条件、采样方法、采样位置及运输、保存方法等内容进行采样、抽样,并选用适宜的采样设备;样品采样和现场检测人员必须要秉公办事,坚持原则。

(2)卫生监督现场快速检测的采样、抽样一般依据检验标准或规范,采用随机抽样的方法,较少采用分层抽样、系统抽样、整群抽样等方式,这也是为了适应卫生监督工作的需要。抽样是抽取大气、水体等物质、材料或产品的一部分作为其整体的代表性样品进行检测。卫生监督现场快速检测与一般性检测相同,应制定详细的抽样方案和程序,且在采样、抽样地点应该能得到这些方案与程序。抽样方案应符合统计学方法要求并经确认可行,使抽样具有代表性;还应在抽样过程中对有关因素进行控制,以确保检测结果有效;但有时样品可能不具备代表性,其检测结果只能由其可获性决定。

(3) 样品的采集、抽样对人员、仪器设备及过程均有一定的质量控制要求。为保证现场采样、检测工作质量,在现场采样、检测过程中,要严格执行质量管理要求,做到数据的准确和结果的可靠。

3. 对采样、检测人员的要求

采样、检测人员是现场采样抽样工作的主体,是质量控制的关键。采样、检测人员必须具有一定的工作经验,熟悉采样、检测业务,熟悉相应的检测程序和记录报告程序,了解和掌握检测项目和规范,掌握检测仪器设备的性能及使用方法,遵守质量手册中的规定,按有关程序文件和作业指导书开展现场快速检测及现场采样工作,由经过考核合格,并授权上岗的人员担任。采样、检测人员要经过持续的继续教育培训,验证其保持相关的技术能力。

4. 对采样、检测仪器设备的要求

为保证采样质量,满足检测的需要,必须严格控制采样、检测所使用的仪器设备的质量。采样仪器设备的使用范围、量程、灵敏度、分辨力、稳定性、准确度、误差等对检测结果的准确性至关重要。要对每台仪器设备建立管理档案,定期进行检定/校准,并派专人保管并负责设备状态的记录、维护和保养;建立仪器设备的出入库记录,对其购置、验收、流转进行严格控制;建立维护程序和运行中检查程序,在使用前进行校准或核查并进行记录;采样、检测人员要按照仪器设备作业指导书进行操作,如发现损坏、故障、改装或修理要有记录。采样、检测使用的所有仪器都应配备相应的设施与环境,保证仪器设备的安全处置和正常运转,避免损坏和污染。

5. 对采样、检测过程的要求

(1)采样、检测方法。

样品采集是进行检测的第一步,对其进行全过程、全要素、全方位的质量控制显得十分重要,正确采集的、具有代表性的、真实的和符合卫生标准要求的样品是保证检测结果准确可靠的前提。采用正确的采样、检测方法应根据待测物存在的状态、各种采样方法的适用性以及采样点的工作状况及环境条件来选择;同时,其质量控制中的各项质量活动要贯彻整个样品采集的全部过程,达到内部质量管理规范的有关要求,确保采集方法的系统性和有效性。

(2) 采样点。

采样点的选择是进行现场快速检测并得到正确检测结果的关键。只有选择了具有代表性的、能反映样品状况的采样点,采集的样品才能用于正确的卫生质量检测和评价,因此采样点选择的质量控制应得到充分重视。采样点的选择应根据各项目《采样规范》中规定的原则进行,如职业卫生专业应选择在有代表性的工作地点,其中应包括工作场所空气中有害物质浓度最高、劳动者接触时间最长的工作地点,采样点应设在工作地点的下风侧,采样高度尽可能靠近劳动者工作时的呼吸带,且对个体采样对象的选择还需包括不同工作岗位的、接触有害物质浓度最高和接触时间最长的劳动者。

(3) 采样时机。

采样时段的选择反映了检测结果的真实性和客观性,明确在工作年内、工作月内、工作日内的什么时候进行采样,也是真正评价其现场卫生质量状况的前提,且采样、检测必须是充分保证在正常工作状态和环境下进行的。

6. 采样及抽样原始记录的质量控制

当抽样作为检测的一部分时,现场快速检测

工作应规定对抽样记录的详细要求,记录内容应清晰、明确、具体,包括所用的抽样程序、抽样人的识别及环境条件等,对采样记录进行质量控制。采样记录应按照记录填写规范要求填写《现场检测采样记录单》,要做到字迹清楚、书写规范。记录要采用规定的统一格式,结合检测项目检测规范所要求的项目内容和现场采样的实际情况进行填写,如填写人由于笔误而需要更改,应按照规定要求进行涂改。记录保存要注意防火、防盗、防潮、防霉变等,并按规定交给档案室归档保存。

7. 样品标识的质量控制

(1) 对于部分大气有毒化学物质、粉尘、水质及微生物培养等采样抽样样品须送样进行分析和检验,采集的样品应在当天进行送样分析,以防止其中水分或挥发性物质的散失及其他待测物质含量的变化,如果不能立即进行分析,必须加以妥善保存。样品往往采用适当的保存液和保存条件(如保温、冷藏、厌氧或接种人培养基)进行送样,以避免样品腐败变质;标本运送应有专人负责,为确保安全,避免危害公共安全,特别是对烈性传染病样本,应密封并保证由两人以最快的交通工具运送。样品送样时须向被委托单位提供全面、真实的原始记录资料信息,确保样品流转的质量要求。

（2）现场快速检测应建立样品的标识系统，唯一性标识是采样、检测样品管理的关键环节，它是每个样品在检测过程中识别和记录的唯一标记。样品除物类标识外还应有状态标识，对于同批样品应有同一编号，并对个体再细分编序号，如样品有附件则附件与主体必须采用同一编号并注明每一附件序号。唯一标识系统的目的是为了避免混淆，也是为了实现样品可追溯性的保障。

八、原始数据的记录和使用

（一）概述

原始数据记录是记载检测数据的证实性文件，在卫生监督现场快速检测中，对原始记录的编制、填写、更改、识别、收集、索引、存档、维护和清理等进行控制和管理，可以证实整个质量管理状况和检测工作的所有结果。

1. 原始记录的特性

原始记录重在其真实性、准确性，填写记录应实事求是、严肃认真。真实准确的质量信息记载能为有效地运行质量管理并实现持续改进提供可靠的依据。因此，在确定记录的格式和内容的同时，应考虑使用者填写方便并保证能够在现有条件下准确地获取所需的质量信息。

原始检测记录最重要的特点还在于它的原始性,原始记录最能反映检测工作的有效性。

2. 原始记录对检测质量的影响

原始记录是记载过程状态和过程结果的文件,是检测质量的一个重要组成部分。作为基础性和依据性文件,原始数据记录应尽可能全面地反映卫生监督现场快速检测项目形成的过程和结果以及质量管理的运行状态和结果。为此,应从总体上评价原始记录的充分性,力求使原始记录信息完整,同时又要对每一记录的必要性进行逐一评审和取舍,并非记录越多越好。每项检测记录应包含充分的信息,以便识别不确定度的影响因素,并确保该检测在尽可能接近原来条件的情况下能够重复。

(二) 质量控制方法及措施

1. 总体要求

(1) 原始数据记录还应注重规范化和标准化的要求,尽量采用国际、国内或行业标准,参考先进组织的成功经验以使记录更加规范化和标准化。

(2) 对现行已有的各类记录(表)格式进行清理,废除多余、过时的记录格式,修改不适用的记录格式,沿用有价值的并增补必需的记录格式,并使用适当的表格或图表格式进行规定,按要求统一编号,使各项活动的记录更加系统和协调。

（3）实现记录的标准化管理,包括:

1）建立、健全原始台账,规范原始记录的编制、填写、更改、识别、收集、索引、存档、维护和清理等过程;

2）原始记录应实时记录,保持其原始性,不可以重新抄写和复印,更不可以在过程结束后增加相关信息;

3）对于整个检测过程运行事实的记录应正确和清晰,记录语言和用字规范,并采取正确的杠改方式对错误信息进行修改;

4）记录中签署记录应规范,尽可能清晰易辨,不允许有姓无名或有名无姓的签署;

5）记录应具有唯一性标识,编有各类编号、版本号、表号、页号等分类号和流水号;

6）记录的保管由专人或专门的主管部门负责,建立必要的保管制度,并应按照档案要求立卷贮存和保管,保管方式应便于检索和存取;

7）超过规定保存期限的记录须统一进行处理,而重要的含有保密内容的记录还须保留销毁记录。

2.编制要求

（1）记录用笔。使用钢笔、水笔或签字笔,确保记录不易褪色,不使用红笔、铅笔,也不能使用涂改液、修正纸等工具,用笔一定要考虑其字迹的持久性和可靠性。

(2) 记录的原始性。原始记录要求实时记录,做到及时和客观,使记录真实可靠。原始记录不可以重新抄写和复印,填写日期时要写全年月日。

(3) 记录的清晰准确。记录作为阐明质量管理所取得结果或提供体系所完成活动的证据文件应属实,须规范记录语言和用字,将整个检测过程的运行事实记录得正确和清晰。

(4) 笔误的处理。填写原始记录出现笔误时,正确的处理笔误方法是在笔误的文字或数据上,用原使用的笔墨画一横线,再在笔误处的上行间或下行间填上正确的文字和数值,并由修改人在修改处盖章或签名。

(5) 空白栏目的填写。记录空白栏目也应填写,填写方法是在空白栏目中间位置画一横线,表示记录者已经关注到这一栏目,只是无内容可填,如纵向出现几行栏目均无内容可填,亦可用一斜线代之。

(6) 记录的唯一性标识。为了便于归档和检索,记录应具有分类号和流水号,标识的内容应包括记录表格所属的质量管理要求文件的编号、版本号、表号、页号,没有标识或不符合标识要求的记录表格是无效的表格。

（7）签署。记录中会包含各种类型的签署，有作业后的签署，有校核、审定等签署，这些签署都是原则、权限和相互关系的体现，是记录运作中不可少的组成部分，任何签署都应签署全名，同时尽可能保证清晰易辨。

3. 原始记录的审查与管理要求

（1）校核。首先检查检测人员填写检测原始记录的完整性，填写的内容是否有缺项、漏页等不足之处。其次，检查原始记录的正确性，主要包括：检测环境条件、检测仪器设备选用的正确性；检测的每个步骤、每个环节计算的正确性，以及和检测有关数字、表格、符号、文字的正确性；数据处理的正确性；法定计量单位及非法定计量单位换算的正确性；检测过程中引用的标准曲线、图纸资料和其他检测原始记录数值的正确性；校核人员签名的正确性以及签署意见的情况。对上述几方面校核后发现存在差错和疑问时，应立即指出、改正，若有争议应提交上一层负责人裁定。

（2）审定。首先是对校核工作的准确性和完整性进行检查，重点检查已选用的检测依据是否合理、正确，特别是在新老检测标准（规程）更换交替之际，检查其是否合乎时效；其次是检查原始记录所提供的所有数据、表格、文字、符号与检测报告内容是否相符;最后是检查校核过程中提出的未定问题是否解决并进行最终的裁定。

（3）贮存。记录应当按照档案要求立卷贮存和保管。根据原始数据记录出具检测报告后，原始记录应随检测报告存底一并整理归档，一般保存时间至少为 6 年，以备争议处理或资料查阅。记录的保管由专人或专门的主管部门负责，建立必要的保管制度;保管方式应便于检索和存取;保管环境应适宜可靠，干燥、通风，并有必要的架、箱，做到防潮、防火、防蛀、防止损坏、变质和丢失。

（4）检索。为避免漏项，应对记录进行编目，编目具有引导和路径作用，可便于记录查阅和使用，使查阅对该项质量活动的记录能有一个整体的了解。记录中包含了大量有用的体系运行证据和原始信息，为便于查找和发挥其重要作用，应纳入计算机管理，编制电子索引，提高检索和查阅的效率。

（5）处置。超过规定保存期限的记录须统一进行处理，而重要的含有保密内容的记录还须保留销毁记录。记录应如实记载检测项目的形成过程和最终状态，如实反映质量管理运行状况、过程和结果，反映检测单位质量管理是否已得到有效运行并达到预期效果。

九、数据处理和分析

(一) 概述

　　卫生监督现场快速检测以现场直读式检测为主,虽然其对实验室理化检验的依赖度较低,涉及的数据结果处理和分析要求也不是很复杂,但对于检测结果的测量误差而言,现场快速检测也受误差和不确定度等因素的影响。对检测数据进行正确处理和分析,是开展卫生质量检测和评价的基本要求,也是整个现场检测质量管理正常、有效运行的保证。

　　检验检测数据的质量和水平可以用误差概念来描述,也可以用准确度和精密度来描述。准确度表示测量值与真值之间的符合程度,反映测量中所有系统误差和随机误差的综合;而精密度表示测量中所测得数值的重现性程度,反映随机误差的影响程度,随机误差小,则精密度高。精密度是保证准确度的先决条件,但高精密度不一定保证高准确度。从对误差表示方法加以区分的角度,测量结果又可以表示为绝对误差和相对误差。绝对误差表示测量的数值是偏大还是偏小以及偏离程度,但不能确切地表示测量所达到的准确程度;相对误差不仅可以表示测量的绝对误差,而且能反映出测量时所达到的精度。无论是比较各种测量的精密度或是评定测量结果的准确度,采用相对误差更为方便。

在卫生监督现场快速检测中,我们往往会发现,有些检测参数的检测结果引入了修正值和修正因子的概念,实际上也是一种误差的表示方式。含有误差的测量结果加上修正值或乘以修正因子后可以补偿或减少误差的影响。在量值溯源和量值传递中常常采用加修正值或乘以修正因子的直观方法来补偿系统误差的产生,但这种补偿是不完全的,因为修正值和修正因子本身就存在一定的不确定度。另外,衡量精密度大小还可以用偏差来表示。误差是客观存在的,卫生监督现场快速检测大多运用的是直读式仪器设备,测量结果为直接读取而非间接测量,不需通过若干个直接测量数值经数学公式换算得出最终检测结果,从一定程度上避免和减少了误差的传递和累积;在间接测量中每个直接测量值的准确度都会影响最后结果的准确性。对直接检测或间接测量存在的误差进行计算和分析,可以查明误差对检测、测量的影响情况,从而找出影响检测、测量误差的主要来源,以便选择适当的检测方法,合理配置仪器,寻求检测、测量的有利条件。

(二)质量控制方法及措施

1. 总体要求

误差是测量值与真值之间的差异,从理论上说,所检测的样品必然有一个客观存在的真实数值,而实际上,对于客观存在的真值,人们不可能精确地知道,只能随着测量技术的不断进步而逐渐接近真值,具体措施包括:

(1)优先选取准确度、灵敏度、稳定性高,反应速度快,抗干扰能力强的,并具有资质机构检定和校准认定的仪器设备,且应符合国家检测、检验标准及规范的要求。

(2)增加检测项目的平行测定次数,可以减少随机误差,一般平行测定需达 4～6 次。

(3)用标准样品与检测样品进行对照试验或用标准方法与实际应用的方法进行比较试验,测定结果经统计检验后判断有无系统误差的产生或是否具有显著性差异。

(4)通过检测项目的空白试验消除外界不良因素的干扰。

2. 减少测量误差

卫生监督现场快速检测仪器设备大多配置的是检测传感器,如传感器本身性能不理想、测量方法不完善、受外界干扰影响及人为的疏忽等,都会导致被测参数的测量值与真实值不一致。两者不一致程度用测量误差表示,测量误差的大小反映了测量的精度。随着科学技术的发展,人们对测量精度的要求越来越高,可以说检测工作的价值就取决于测量的精度,当测量误差超过一定限度时,测量工作和测量结果就失去了意义,甚至会给工作带来危害。因此,对测量误差的分析和控制就成为衡量测量技术水平乃至科学技术水平的一个重要方面,由于误差存在的必然性和普遍性,人们只能将误差控制在尽可能小的范围内,而不能完全消除它。根据误差的种类、性质以及产生的原因,可将误差大致分为系统误差、随机误差和过失误差。

(1) 系统误差。

系统误差是由某些固定不变的因素引起的,这些因素影响的结果永远朝一个方向偏移,其大小及符号在同一测量中完全相同。当检测条件确定,系统误差就是一个客观上的恒定值,多次测量的平均值也不能减弱它的影响。

产生系统误差的原因主要有以下几方面:① 测量仪器方面的因素,如仪器设计上的缺点,刻度不准,仪表未进行校正或标准表本身存在偏差,安装不正确等;② 环境因素,如外界温度、湿度、压力等引起的误差;③ 测量方法因素,如近似的测量方法或近似的计算公式等引起的误差;④ 测量人员的习惯或动态测量时的滞后现象等,如读数偏高或偏低所引起的误差。

针对以上具体情况,分别改进仪器和检测装置,以及提高测试技能,可以对系统误差予以解决。

（2）随机误差。

随机误差是由某些不易控制的因素造成的。在相同条件下做多次测量,其误差数值是不确定的,时大时小,时正时负,没有确定的规律。这类误差产生原因不明,因而无法控制和补偿。若对某一量值进行足够多次的等精度测量,可以发现随机误差服从正态分布曲线的统计学规律。随着测量次数的增加,随机误差的算术平均值趋近于零,所以多次测量结果的算术平均值将更接近于真值。

（3）过失误差。

过失误差是一种与实际事实明显不符的误差,过失误差明显地歪曲试验结果,误差值可能很大,且无一定的规律,往往在一组平行测量值中出现某一两个测量值明显偏高或偏低的可疑数据。它主要是由于检测人员粗心大意、操作不当造成的,如读错数据、记错或计算错误、工作失误等。在检测和测量时,只要认真负责是可以避免这类误差的,因此存在过失误差的观测值在检测数据整理时应该剔除。

3. 正确应用测量不确定度

从统计学的角度,测量不确定度是对测量结

果可信性、有效性进行怀疑程度或不肯定程度的定量判断。作为说明测量值分散性的参数,它并不说明测量结果是否接近真值。检测、测量的目的是为了确定样品的测量结果,测量结果的品质是量度测量结果可信程度的最重要依据,而测量不确定度就是对测量结果质量的定量表征。测量结果的可用性很大程度上取决于其不确定度的大小,测量结果的表述同时包含测量值及与该值相关的测量不确定度才显得完整并具有实际意义。

对于现场快速检测项目而言,在检测过程中有许多引起测量不确定度的来源,其主要来源包括:① 对被测量的定义不完整或不完善;② 实现被测量的定义的方法不理想;③ 取样的代表性不够,即被测量的样本不能代表所定义的被测量;④ 对测量过程受环境影响的认识不周全,或对环境条件的测量与控制不完善;⑤ 对模拟仪器的读数存在人为偏移;⑥ 测量仪器的分辨率或鉴别力不够;⑦ 赋予计量标准的值或标准物质的值不准确;⑧ 引用于数据计算的常量和其他参量不准确;⑨ 测量方法和测量程序的近似性和假定性;⑩ 在表面上看完全相同的条件下,被测量重复观测值的变化。

不确定度的来源反映了各种来源不同的误差对结果的影响,且有时不是独立或单独出现的。对于检测项目本身存在修正值和修正因子的,应将测量结果加上修正值或乘以修正因子后一定程度上补偿或减少误差的影响。

4. 科学进行数值修约

有效数字是指在检测时实际能够测到的数字,有效数字的位数与检测和分析方法及测量仪器的准确度有关,同一检测方法下检测结果有效数字的位数不同表明测量仪器的准确度不同。

保留有效数字位数的原则是只允许在末位保留一位可疑数,有效数字位数反映了测量的准确程度,绝不能随意增加或减少。

在计算一组准确度不等(有效数字位数不等)的数据前,应采用"四舍六入五留双""四舍六入五考虑""五后非零则进一""五后皆零视奇偶""五前为奇则进一""五前为偶则舍弃"的规则将多余数字进行修约,最后根据误差传递规律进行有效数字的运算。几个数据相加减时,和或差有效数字保留的位数,应以小数点后位数最少(绝对误差最大)的数据为依据;几个数据相乘除时,积或商有效数字保留的位数,应以相对误差最大(有效数字位数最少)的数据为准,即在运算过程中不应改变测量的准确度。

正确的数字修约可以使得不确定度呈均匀分布,达到简化计算并准确表达测量结果的作用。还需注意的是不允许连续修约,多次连续修约将会产生不确定度的累积。

模块七
卫生计生投诉举报处理

课程七　卫生计生投诉举报处理

一、概　　述

卫生计生投诉举报是指公民、法人或其他组织采用书信、电话、走访和网络等形式向卫生计生部门反映的有关卫生计生管理相对人违反卫生计生法律、法规的行为。卫生计生部门根据法律、法规的规定对投诉举报进行受理、调查处理和答复。

二、卫生计生投诉举报处理流程

(一) 登记、受理

1. 窗口接待

（1）接听来电。

接听电话时应主动问候"您好！××卫生计生委监督所，请讲"或"您好，请讲"。如来电人反映问题比较复杂，应与来电人认真核对关键内容，如被投诉举报单位名称或人员姓名、地点、具体行为和相关重要证据等,力求准确无误。接听电话时应耐心、细致、语言简练。对不属于受理范围的,应告知来电人有管辖权单位的联系方式。

(2) 来访接待。

将来访人引导至专门的接待场所。对群体共同就相同事项来访的,要求其推选代表,代表人数不得超过5人。接待来访时应注意着装规范,言行得体。仔细阅看来访人提供的书面材料,认真听取来访人提出的意见和诉求。妥善保管来访人提供的证据材料,对不宜或不能妥善保管的物品应书面客观记录物品情况后,退回来访人。必要时可对相关物品、资料进行拍照或复制,并经来访人签字确认。如来访反映的问题比较复杂,应和来访人核对关键部分,力求准确无误。对不属于受理范围的投诉举报,应向来访人耐心解释,并指导其向管辖单位反映,不得推诿。

(3) 信函处理。

包括来信、传真、网上投诉和电子邮件,认真阅读信函内容,仔细甄别是否属于受理范围。如信函中对违法行为表述不清,应及时与投诉举报人联系,完善投诉举报信息。对属于受理范围的信函,应及时登记受理;对不属于受理范围的信函,应告知来信人有管辖权的单位及联系方式,如来信人未留联系方式的,经领导审批同意后可直接归档。来信妥善保管,不得随意撕毁、删除信函。

2. 登记

接到投诉举报应当认真、全面、细致地做好投诉举报记录,并及时录入投诉举报信息系统,载明投诉举报人基本信息、投诉举报时间、被投诉举报人(单位)的名称或地址,以及涉嫌违反卫生计生法律的主要事实。

对可能造成重大社会影响的投诉举报,如采取过激甚至极端方式来访、群体性来访超过 30 人以上、其他涉及敏感政治或涉外迹象的,接待人员应按照"慎报原因、快报事实"的原则及时准确上报,并积极采取措施防止不良影响的产生、扩大。

3. 受理

投诉举报经审核后,属于本单位管辖案件的,应及时受理、编号,通过信息系统查询是否属于重复投诉举报,提出相应的处理意见确定具体承办部门,并制作受理文书。重要投诉举报案件必须报请有关领导审阅后再作出处理。重复投诉举报一般按照"分别受理、合并处理"的原则由原承办机构或科室处理。投诉举报人反复投诉举报同一违法行为的,受理部门应及时汇总情况并形成书面报告上报相关领导。

对上级部门移送但不属于本单位管辖的案件,应当报请上级部门指定管辖,不得再自行移送;其他行政部门移送的案件不属于本单位管辖的,应及时退回;如不同部门之间对案件管辖发生争议,应报请共同上级单位指定管辖部门。

(二) 调查

1. 调查前准备

调查前应根据投诉举报人反映的线索或诉求,通过信息系统查询,全面了解被调查单位的许可情况、历史监管情况等,综合分析案情,制定全面、完整、有针对性的调查方案。实名投诉举报调查前可与投诉举报人沟通,并做好电话记录或询问笔录等相关记录。此外,对同一投诉举报中涉及多个区县或多家单位的,牵头的部门在组织调查时应事先明确工作要求和执法标准,避免影响处理结果。

2. 调查取证

围绕投诉举报人反映的线索或诉求组织调查,对投诉举报中明确提及名称或姓名的涉案单位、人员均应进行调查,务求全面完整。常用调查方法包括:涉案场所现场监督检查、涉案人员及知情人询问调查、现场快速检测或实验室检验、有关部门协查或联合执法等。调查中应注意收集有关证据材料,并对不同来源证据相互印证。

3. 调查终结

通过监督手段的实施以及对相关证据的审查、鉴别,完成投诉举报的案件调查并形成调查报告。调查报告应包括诉求、调查结果、处理意见三大要素,每项诉求均应列明调查结果、处理意见,并报领导审核。领导审核后认为调查不完整的,承办部门应进行补充调查,并上报补充调查报告。

4. 调查时限

根据投诉举报案件的不同类别,实行投诉举报调查处理三级响应制度。重大投诉举报适用一级响应:接报后两小时内到达现场开展调查处理,到现场后八小时内通过书面和信息系统上报初步调查结果。较重大投诉举报适用二级响应:接报后二十四小时内到达现场开展调查处理,并于四十八小时内通过信息系统上报初步调查结果。其他投诉举报适用三级响应,自收到投诉举报之日起二十个工作日内完成投诉举报的调查、调查报告的制作和上报工作,并在投诉举报信息管理系统中完成信息录入、修改和提交工作。上级单位对调查时限有具体说明的,遵照上级单位的要求执行。

案情复杂的投诉举报案件,承办部门应书面说明情况,经审核批准后可适当延长调查处理期限,但延长期限一般不超过二十个工作日,特殊情况除外。其中需将调查报告报上级单位的,应在原规定的调查时限内将初步调查处理情况报上级单位。上级单位对延长调查处理时限有具体说明的,遵照上级单位的要求执行。

(三) 处理

　　投诉举报的处理应根据法律法规的规定,对符合立案条件的,应当按照行政处罚有关规定,做好立案查处工作。对法律法规暂无明确处罚依据的,但调查表明投诉举报内容属实或当事人存在明显失当的,应当采取不良行为记分、发放卫生监督意见书、责令改正和诫勉谈话等措施,并按要求制作相关文书。对调查发现涉及其他部门职责范围的投诉举报,应及时移送相关部门。对涉嫌构成犯罪的,应及时移送司法机关依法追究当事人刑事责任。

(四) 答复

1. 答复内容

　　答复内容应针对投诉举报人的诉求答复调查处置情况和结果。对其中不属于卫生监督机构管辖范围的投诉举报事项应告知管辖部门的相关信息。

2. 答复时限

承办部门应在调查终结及处理意见领导审批同意后的三个工作日内答复投诉举报人。因案情复杂或其他特殊原因不能按时答复投诉举报人完整处置情况和结果的,应在时限内先期答复,告知投诉举报人案件调查进展情况,待调查处理终结再给予完整答复。

3. 答复方式

应按投诉举报人留有的联系方式予以答复。如投诉举报人留有多种联系方式的,应确保投诉举报人收到答复。投诉举报人要求书面答复的,应当予以书面答复。

采用电话形式答复投诉举报人的,应对答复内容录音,并做好相关记录。当面答复投诉举报人的,应做好书面记录,并请投诉举报人签字确认。利用互联网或通讯平台答复投诉举报人的,应保存答复内容。采用书信形式答复的,应使用双挂号等要求收件人签收的邮寄方式寄发答复信。上述答复记录保存期不得少于五年。

对于投诉举报人提供的书面材料、视音频影像材料或实物,投诉举报人要求退还原件的,应做好记录并请投诉举报人在相关文书中签字。

三、卫生计生投诉
举报质量评估

评估内容	评估要点
调查处理	调查报告形式符合要求(诉求-调查结果-处理意见)
	调查完整,对明确提及名称或姓名的涉案单位和人员,以及对投诉举报人反映的违法违规行为(含调查过程中投诉举报人提供的新情况)均应进行调查,并有明确调查结论
	对投诉举报人反映的违法违规行为和调查中发现的问题均应有明确的处理意见或建议
	调查处理情况应记录完整(检查、调查情况、处理情况和答复情况)
	应按规定时限开展调查和上报调查情况
	案情复杂的投诉举报的应事先明确调查和处理要求,统一标准
答复	对留有联系方式的均应予以答复
	电话答复的应录音并制作电话记录
	答复内容完整
	重复投诉举报,涉及相同事项的,原则上前后答复口径应保持一致
	答复信格式、内容、形式符合要求,无错别字、语句不通或歧义
	答复时限符合要求

评估内容	评 估 要 点
卷宗档案	卷宗格式及材料顺序符合结案规定
	卷宗材料完整
信息系统	每件投诉举报应完成信息系统录入工作
	录入信息完整，填写正确
	按要求及时将调查处理情况录入系统
其他	符合投诉举报调查处理其他规定或要求

四、卫生计生投诉
举报档案管理

投诉举报档案包括投诉举报人提供的相关材料，涉及投诉举报受理、调查、处理、答复的相关文书和材料。案件承办部门负责投诉举报案卷材料的整理、排序，并制作卷内目录和备考表，立卷人和检查人必须在备考表上签名。其中，涉及卫生行政处罚、通报、移送等投诉举报案件，应将处罚决定书、通报函和案件移送书等正式文稿的复印件归入投诉举报卷宗；涉及书面答复的投诉举报案件，应将寄信回执或签收凭证放置在投诉举报归档卷宗中。卷面及所有案卷材料统一使用 A4 规格纸张。不易于保存的传真件须复印后才能装卷归档,有领导批示的应同时保留传真原件。归档时,应按材料种类和时间先后顺序依序排序、编号,并制作卷内目录和卷内备考表。投诉举报档案的保存期不得少于五年。

简而言之,卫生计生投诉举报处理流程如下图所示:

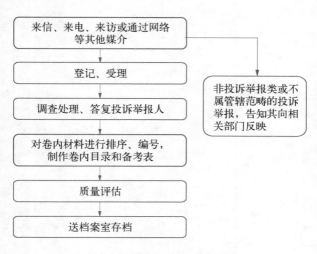

卫生计生投诉举报处理流程示意图

模块八

卫生计生行政执法文书

卫生计生行政执法文书的使用贯穿于卫生监督检查、行政处罚的各个阶段，是落实卫生监督管理必不可少的工具，是重要的卫生监督证据。卫生计生行政执法文书书写具有严格的程序和要求，正确、合法制作卫生计生行政执法文书是监督员的基本要求。

一、概　　述

（一）卫生计生行政执法文书概念

　　卫生计生行政执法文书，是指在卫生计生行政执法活动中形成和使用的具有法律效力或法律意义文书的总称，即卫生计生行政机关在履行卫生计生行政执法职能过程中，按照法定的职责、程序和特定的规范要求，针对特定主体和事项制作的具有法律效力或法律意义的文书。卫生计生行政执法文书既是卫生计生行政执法过程的文字记载,也是卫生计生行政执法行为的文字表现形式。卫生计生行政执法文书不仅反映了卫生计生行政机关的工作过程,也反映了卫生计生行政执法权利义务关系和执法行为的法律性和程序性。其含义可以从以下方面来理解:

1. 卫生计生行政执法文书制作主体的特定性

卫生计生行政执法文书是由有卫生计生行政执法职权的卫生计生行政机关在履行职责的过程中制作的文书,其他的机构不能成为制作的主体。虽然在现实执法中,卫生监督所等执行机构承担了大量日常具体的卫生计生行政执法工作,但由于上述机构并不是法定的卫生计生法律法规的执法主体,因此其不能以执行机构自己名义制作相关执法文书。

2. 卫生计生行政执法文书的目的性

卫生计生行政执法文书的目的是为了履行卫生监督管理职能。卫生计生行政机关根据法律法规授权,履行相关卫生监督管理职能。卫生计生行政许可、卫生计生行政检查、卫生计生行政处罚等行政职能的履行,必须有相应的卫生计生执法文书进行记载,来保证行政执法程序的合法,执法内容的客观和执法结果的公正。

3. 卫生计生行政执法文书的对应性

卫生计生行政执法文书的内容主要是记载卫

生计生行政机关的行政执法活动。各种卫生计生行政执法文书都会对应相关执法行为，并对执法行为的程序、内容和结果等情况通过法律文书的形式加以记载。

4. 卫生计生行政执法文书的合法性

卫生计生行政执法文书必须有相关的法律法规依据才能进行制作。卫生计生行政执法文书的制作，应当符合相应法律法规所规定的执法权限、程序、内容等，一旦超越了法律法规的规定，则其执法行为和相应的执法文书都是无效的。

5. 卫生计生行政执法文书具有法律效力或者法律意义

卫生计生行政执法文书是具有法律效力或者法律意义的文书。卫生计生行政执法文书按照法律法规规定的程序、内容、格式进行制作完成后，就具有一定的法律意义。有些文书通过相对人签字确认、送达等特定的方式后，产生法律效力。同时，卫生计生行政执法文书的法律效力是特定的。卫生计生行政执法文书和一般具有普遍效力的抽象行政行为不同，它只是针对所记载的或者发放的特定管理对象以及特定事项产生相应法律效力，而不具有普遍约束力。

(二) 卫生计生行政执法文书的特征

1. 合法性

合法性是卫生计生行政执法文书的本质特征，是卫生计生行政执法文书一切特征的前提和基础，不具备合法性特征，其他特征就失去了意义。

（1）主体合法。卫生计生行政执法文书的主体必须是符合法律的规定，具有行使卫生计生行政执法权的主体，不具备卫生计生行政机关资格或者未受其委托的组织不能制作卫生计生行政执法文书。

（2）内容合法。卫生计生行政执法文书必须有法律依据，对具体事项的判断、决定、要求、处分等内容在性质上、程度上必须符合卫生计生法律法规的规定。

（3）程序合法。制作卫生计生行政执法文书的程序必须符合法律规定。制作卫生计生行政执法文书，必须根据不同执法文书的具体用途和法律效力，按照法律法规规定的程序进行，并符合特定的形式、步骤、顺序和时间要求。

2. 规范性

卫生计生行政执法文书不仅要求形式和内容上合法，而且在格式上必须规范统一，是高度规范化的法律文书。卫生计生行政执法文书既具有国家公文的特点，又具有法律文书的特性，必须有规范统一的表现形式：

（1）格式统一。不同卫生计生行政执法文书的名称、结构、用语、内容要素、适用范围等都有严格的规定，不能随意变更。

（2）结构固定。不同卫生计生行政执法文书在结构上多有相对统一、固定的格式、项目和特定的书写规范要求，一般可分为首部、正文、尾部三个部分，每一部分都有特定的项目结构和内容要点。

（3）用语规范。卫生计生行政执法文书是按照统一的规范和标准制作的文书，用语上必须具备准确、简明、统一的特性，不能随意改变。

3. 特定性

卫生计生行政执法文书是对特定管理对象的特定事项作出具体行政行为的记载，具有指向对象、时间、空间、事件内容等的特定性。因此，在卫生计生行政执法文书中，记载的事项应该是客观、真实的，指向的对象也应该是明确的，所引用的法律条款应该是具体的。与抽象行政行为相比，卫生计生行政执法文书不具有普遍约束力。

4. 强制性

卫生计生行政执法文书是卫生计生行政机关在适用卫生计生法律法规的过程中形成的，是卫生计生行政执法具体行政行为的文字表述。卫生计生法律法规的特征之一就是具有强制力，而依法作出的卫生计生行政执法文书也体现了卫生计生法律法规中的国家意志,具有强制性。卫生计生行政执法文书一旦依法制作完成,并按法定程序发出或者送达,即产生法律效力,不仅卫生计生行政执法文书所针对的主体应当执行,对制作主体也产生法律效力。如果相对人不履行执法文书规定的义务,卫生计生行政机关可以申请人民法院进行强制执行。

5. 专业技术性

作为卫生计生行政执法行为的文字表现形式和工作记载,卫生计生行政执法文书不仅具有法律特征,而且还体现了卫生计生行政执法的行业特点,具有很强的专业技术性。卫生计生行政执法的范围非常广泛,涉及与人的健康密切相关的众多领域和医学专业技术问题。卫生计生行政执法文书在制作的过程中,不仅要依据卫生计生法律法规的规定,而且还要依据大量的卫生标准和规范,需要医学科学专业知识、医学技术手段和医学检验、分析数据作为根据,并正确地使用医疗卫生术语描述相关的卫生问题、法律问题和技术规范要求。卫生计生行政执法文书的内容必须正确反映和表达卫生计生领域的专业技术特征和医学技术特点,这也是卫生计生行政执法文书区别于其他执法文书的一个重要标志。

（三）卫生计生行政执法文书的种类

卫生计生行政执法文书按照不同的划分标准，可以进行不同的分类，一般有以下几种分类方式：

1. 按用途分类

（1）证据类文书。这是卫生计生行政机关在实施卫生计生行政执法过程中，依法收集各种证据材料时形成和使用的文书，如询问笔录、现场笔录、采样记录、鉴定结论等。

（2）程序类文书。这是卫生计生行政机关根据有关程序的规定，依法进行受理立案、调查分析、合议裁量、审核审批程序时形成和使用的文书，如案件受理记录、合议记录、案件调查终结报告等。

（3）执行类文书。这是卫生计生行政机关依法履行行政执法职责、作出处理决定时制作和使用，或者对相对人授予某种权利或课以某种义务，需要相对人进行履行的文书，如各类通知书、决定书、许可证等。

2. 按制作方式分类

（1）笔录类文书。这是由卫生计生行政执法人员以描述或者记录为主要方式制作的文书。多数笔录类文书首部按固定格式填写，正文内容根据实际情况用文字记录，主要在案件事实调查、陈述申辩、听证等过程中使用，如现场笔录、询问笔录、听证记录等。

（2）填写类文书。这是由卫生计生行政机关根据统一规定的内容和格式制作的法律文书。使用时根据案件特点，填写相关内容并加盖制作主体公章即可。此类文书的特点是规范、统一、简单、快捷、方便，如当场处罚决定书、采样记录、送达回执等。

（3）叙述类文书。这是卫生计生行政执法人员按照规定结构和写作要求而制作的法律文书。主要在汇报情况、陈述意见、处理决定时使用，如调查终结报告、听证意见书、行政处罚决定书等。

3. 按文书性质分类

（1）卫生计生行政执法检查类文书。这是卫生计生行政机关在对相对人实施卫生计生行政执法检查的过程中使用的法律文书，如现场笔录、卫生监督意见书、责令改正通知书、产品样品采样记录等。

（2）卫生行政处罚类文书。这是卫生计生行政机关对相对人的违法行为实施行政处罚过程中使用的法律文书，如案件受理记录、立案报告、行政处罚事先告知书、行政处罚决定书等。

（3）卫生行政强制类文书。这是卫生计生行政机关对相对人采取行政强制措施过程中使用的文书,如查封扣押决定书、查封扣押处理决定书等。

（4）其他文书。卫生计生行政机关依法履行其他行政行为过程中所使用的文书,包括行政确权行为,行政复议诉讼行为、内部执法监督行为等,如行政答辩状、行政复议决定书、卫生执法建议书等。

二、卫生计生行政执法
文书的制作要求

(一) 卫生计生行政执法文书的制作原则

卫生计生行政执法文书作为一种具有特定法律效力和法律意义的文书类型,一旦作出将对相对人产生法律作用。为了保证卫生计生法律法规能得到正确实施,保证卫生计生行政机关依法行政,保护相对人的合法权益,卫生计生行政执法文书的制作必须遵循下列原则:

1. 合法原则

合法原则要求卫生计生行政执法文书的制作必须做到于法有据,不能超越卫生计生法律法规的规定范围,也不能违反法定的程序。

（1）制作主体及其职权必须合法。卫生计生行政执法文书的制作主体,必须具有卫生计生行政执法主体资格,是依法行使卫生计生行政执法职权的卫生计生行政机关、法律法规授权组织、受委托组织，而且必须在法定的主管职权和管辖权范围内制作卫生计生行政执法文书。内部机构和委托组织不得以自己名义签署对外发生法律效力的卫生计生行政执法文书。

（2）制作依据必须合法。制作卫生计生行政执法文书必须依据现行有效的卫生计生法律、法规、规章和规范性文件，并且符合法律法规对卫生计生行政执法文书的规范要求，正确表达法律法规的内容和含义。

（3）制作程序必须合法。制作卫生计生行政执法文书，不仅要符合实体法的规定，还要严格遵守法定的程序，按照特定的形式、步骤、顺序和时间要求制作，违背这些法定程序，文书就会失去应有的法律效力。

（4）制作内容和格式合法。卫生计生行政执法文书的内容需要对具体事项作出判断、决定、要求、处分等，在认定性质程度、裁量适用等方面应正确且符合相应法律法规的规定，避免越权和出现技术上的失误。卫生计生行政执法文书的格式和项目，应当符合卫生计生行政执法文书规范的要求。

2. 准确原则

（1）针对的主体准确。制作卫生计生行政执法文书,必须准确认定卫生计生行政执法文书所针对的接受主体。一是卫生计生行政执法文书制作主体与卫生计生行政执法文书针对的接受主体之间具有行政上的法律关系,卫生计生行政执法文书针对的接受主体是卫生计生行政执法文书制作主体的行政职权管理对象和相关主体;二是卫生计生行政执法文书针对的接受主体必须是具有法定权利能力和行为能力的公民、法人和其他组织。

(2)针对的客体准确。制作卫生计生行政执法文书,必须辨明卫生计生行政执法文书所针对标的物能否依法作为卫生计生行政执法法律关系的客体,是否属于该卫生计生行政执法行为管理的范围。一是不能将非卫生计生行政执法职责范畴的行为列为卫生计生行政执法文书针对的客体;二是不能将客体与主体张冠李戴,如把甲的行为、物品认定为乙的行为、物品。

(3)适用法律准确。在制作卫生计生行政执法文书时,必须准确、完整适用法律、法规的规定,针对案件事实和性质准确引用相关法律条文,具体到条、款、项、目。

(4)选用文书种类准确。各种卫生计生行政执法文书都有其特定的用途,不能互相替代。卫生计生行政机关在执法过程中,应当根据执法需要以及案件实际情况和具体的程序阶段采用不同种类的卫生计生行政执法文书,准确地选择文书种类,正确制作卫生计生行政执法文书。

3. 客观原则

卫生计生行政执法文书的一个重要原则,就是记录与案件有关的客观事实和客观状况,并以此为依据,对行为的合法性进行判别,作出相应的处理。因此制作卫生计生行政执法文书,必须以客观事实和客观状况为基准,不能主观臆断、编造事实。特别是作为卫生行政处罚证据的文书,是认定案件相应违法事实的重要证据形式,更要客观记录相关的事实和行为,保证案件处理的合法性。因此,符合客观原则的执法文书,能真实反映案件本来状况,并能保证卫生计生行政执法文书的质量。

4. 及时原则

法律、法规对卫生计生行政执法行为规定了严格的程序和期限要求,卫生计生行政执法必须严格执行。如对证据先行登记保存的处理、卫生计生行政处罚案件的办理、卫生行政许可的作出,相关的法律法规均作出了明确的程序要求和期限规定。因此,卫生计生行政执法文书的制作,必须适应卫生计生行政执法的特点和实际工作的需要,保证卫生计生行政执法过程中能够及时迅速地处理各种突发事件和违法状况,符合法律法规的要求。卫生计生行政执法文书不仅要求做到正确合法,而且还必须及时有效。如果超出法定期限、违反法定程序制作相应的卫生执法文书,将会导致卫生计生行政执法行为的无效。

(二) 卫生计生行政执法文书制作的基本要求

1. 主题鲜明、立意明确

立意和主题是制作卫生计生行政执法文书的纲领。制作一份卫生计生行政执法文书,首先必须根据案件的客观事实、拟办事项的具体情况、有关法律法规的规定,确立明确的目的、鲜明的主题和正确的立意,对文书拟解决的实质问题及相关意见,必须明确、肯定。同时,要以此作为制作该具体卫生计生行政执法文书的基本纲领,以适当的文体、规范的格式和恰当的语言表述清楚。

2. 材料真实、选材严格

真实客观的材料是制作卫生计生行政执法文书的基础,选材恰当是制作卫生计生行政执法文书的关键。制作一份卫生计生行政执法文书,必须在确定目的、主题、立意后,围绕主题和立意,对案件或事项的基础材料进行认真的选择和组织,去粗取精、去伪存真、去繁就简。选用的材料,一是必须精简、确切,为意所取、为意所用,不能事无巨细、平等罗列;二是必须取舍恰当,不能有随意性,不丢失关键内容;三是必须客观真实,不能虚假,既不能扩大也不能缩小,更不能随意编造;四是必须具有针对性,具体问题具体分析,根据文书的具体用途,恰当排列材料的主次关系,突出重点;五是针对事实、证据和案件性质,准确引用法律规范的条款。

3. 结构完整、体例严谨

卫生计生行政执法文书是具有特定体例和结构要求的法律文书。制作卫生计生行政执法文书,必须严格遵守法定的体例结构规范要求,保证文书在结构上的完整性和体例上的严谨性。

第一,不同种类的卫生计生行政执法文书,虽然在结构和体例上有所差异,但是总体上还是有一定规则和固定结构的。卫生计生行政执法文书和其他法律文书一样,在结构上一般分为首部、正文、尾部三部分。各部分的结构、项目也都是固定的,不能任意颠倒、取舍。

第二,用语程式化是所有法律文书的共同特征。制作卫生计生行政执法文书应当严格按照法律法规的规定和有关卫生标准、规范的要求,运用规范和程式化的固定用语形成不同卫生计生行政执法文书各自的框架和固定格式,保证卫生计生行政执法文书在结构上的完整性和体例上的严谨性。

4. 科学用语、文风朴实

卫生计生行政执法文书既具备法律文书和国家公文的一般特性，也具有卫生专业技术的特点，因此卫生计生行政执法文书在用语上，也必须符合相应的要求。一方面要用语简洁、明了、精确、恰当，按照法律文书的要求，准确的描述客观事实，引用法律法规；另一方面也要符合公文用语的规范性要求，在文体、格式、标点符号等方便严格遵循相应的标准。同时，由于卫生计生行政执法文书的专业技术的特性，在运用专业术语、鉴定结论、检测结果等方面，也要科学、规范，以准确反映客观情况。

5. 内容完整、表达恰当

制作卫生计生行政执法文书，必须正确选择适当的表达方式，该记叙的要记叙清楚；该说理的要分析透彻；该说明的要写得清楚、明白、准确。一是记叙事实时不仅要把事实中的时间、地点、人物、方法、原因、过程、结果等基本要素记写清楚，还要重点、焦点问题突出，因果关系明确；二是分析说理要前后呼应，抓住关键问题，以事实为根据、以法律规定为依据；三是说明事实经过要把握关键环节，阐述特点要有针对性和区别性，不能使人产生疑问。

6. 书写规范、可读可识

制作卫生计生行政执法文书，应当按照法定

的书写规范要求书写。特别是填写国家卫生计生委或有关国家机关统一颁发的有固定格式的卫生计生行政执法文书,必须严格按照制发机关发布的书写规范填写。例如文书应使用蓝色或者黑色的钢笔,字迹清楚、工整,文字规范、书面整洁、符号正确,不得随意勾画涂改;填写内容不得任意涂改,因书写错误需要对文书进行修改的,应用杠线划去修改处,在其上方或者接下处写上正确内容等,都是应当遵循的规范。

(三) 卫生计生行政执法文书制作的具体要求

1. 文书格式的要求

对于行政许可、监督检查、行政处罚等卫生计生行政执法活动的文书,国家卫生计生行政机关都统一规定了相应的文书格式,并对每个文书的定义,适用范围、文书项目、每个项目的具体填写要求等,都作出了明确的规定和要求。特别对文书中卫生计生行政机关的名称、文书文号、文书编号等方面都作出了具体的规定。

2. 文书内容的要求

对于文书的内容,应当按照《卫生行政执法文书规范》(中华人民共和国卫生部令〔2012〕第 87号)、《关于下发卫生计生行政执法文书的通知》(上海市卫生和计划生育委员会沪卫计法规

〔2014〕9 号文）以及《国家卫生计生委关于修改〈新食品原料安全性审查管理办法〉等 7 件部门规章的决定》（中华人民共和国国家卫生和计划生育委员会令〔2017〕第 18 号）等规定的要求进行填写。一方面每个文书设定的项目，应当填写完整，不能有空缺；另一方面文书的正文内容必须要按照格式规范的要求，完整准确的制作。卫生计生行政执法文书的正文必须以客观事实为基础，如实反映客观的情况。如在《行政处罚决定书》中，要围绕违法事实的基本要素，对时间、地点、人物、事件经过、造成的后果等一一描述清楚，并能清楚地表明各证据材料和所证明事实之间的逻辑关系。

3. 文书语言的要求

卫生计生行政执法文书语言文字有以下几方面的要求：① 符合国家公文的语言要求，严谨、规范、文字平实、用语准确，切忌掺入个人感情色彩；② 符合法律文书的要求，语言庄重、严肃，用"法言法语"，不用口头语、常用语等；③ 语言要科学准确，正确地使用卫生和医学专业用语，引用标准、规范时要完整、准确；④ 语言要完整，在文书中出现的法律法规名称、当事人名称、涉及的物品名称等，都要用全称，不能随意地用简称和代号，以免产生歧义。

4. 其他要求

卫生计生行政执法文书的制作,除了格式、内容、语言上要符合相应的要求外,还需要在文书管理等其他的多个方面进行规范统一,才能保证制作出一份高质量的文书。

(1) 文号。卫生计生行政执法文书要有完整的文书文号和编号格式,文书本身设定文号的,应当在文书标注的"文号"位置编写相应的文号,编号方法为:地区简称+卫+执法类别+执法性质+〔年份〕+序号。文书本身设定编号的,应当在文书标注的"编号:"后编写相应的编号,编写方法为:年份+序号。

(2) 书写要求。对于现场使用的文书,应当按照规定的格式印制后填写,两联以上的文书应当使用无碳复写纸印制。填写中应当用黑色或者蓝黑色的水笔或者签字笔,保证字迹清楚、文字规范、文面清洁。对于预先设定的文书栏目,应当逐项填写。摘要填写的,应当简明、完整、准确。签名和注明日期必须清楚无误。如果在因书写错误需要对文书进行修改的,应当用杠线划去错误处,在其上方或者接下处写上正确内容。对外使用的文书作出修改的,应当在改动处加盖校对章,或者由对方当事人签名或者盖章确认。卫生计生执法文书也可以按照规范的格式打印,执法过程中需要利用手持移动执法设备现场打印文书的,在文书格式和内容不变的情况下,文书规格大小可以适当调整。

（3）当事人确认。现场笔录、询问笔录、陈述和申辩笔录、听证笔录等文书应当在记录完成后注明"以下空白",当场交由有关当事人审阅或者向当事人宣读,并由当事人签字确认。当事人认为记录有遗漏或者有差错的,应当提出补充和修改,在改动处签字或者用指纹、印鉴覆盖。当事人认为笔录所记录的内容真实无误的,应当在笔录上注明"以上笔录属实"并签名。当事人拒不签名的,应当注明情况。采取行政强制措施时,当事人不到场的,应当邀请见证人到场在相应文书上签名或者盖章。

（4）用印。卫生计生行政执法文书要注意正确使用印章。不同的卫生计生行政执法文书,使用卫生计生行政机关本章还是使用卫生监督专用章等,都有明确的规定。每个文书应当按照规定的用章权限正确使用,不能用其他的印章来替代。

（5）文书续页。文书首页不够记录时,可以续页记录,但首页及续页均应当有当事人签名并注明日期。

（6）签收。对外使用的文书本身设定签收栏的,在直接送达的情况下,应当由当事人直接签收；没有设定的，一般应当使用送达回执。

（四）卫生计生行政执法文书的结构与写作要素

卫生计生行政执法文书书面结构形式，一般由首部、正文、尾部三个部分组成。

1. 首部

首部是卫生计生行政执法文书的起始部分，必须有明确的主题、明确的当事人，说明相关情况。卫生计生行政执法文书首部的写作要素包括：

（1）标题。一般是表明该文书的文书种类和主要内容，应当点明主旨，符合法律法规规定和相应的规范要求，一般不能自行创制。

（2）编号或文号。应当按相应文书的规范标准编写，符合分类、查找统计、存档要求。

（3）当事人身份事项。文书本身设有"当事人"项目的，按照以下要求填写：是法人或者其他组织的，应当填写单位的全称、地址、联系电话，法定代表人（负责人）的姓名、性别、民族、职务等内容；是个人的，应当填写姓名、性别、身份证号、民族、住址、联系电话等内容。

（4）案由。案由统一写法为：当事人名称（姓名）＋具体违法行为＋案。如有多个违法行为，以主要的违法行为作为案由。文书本身设有"当事人"项目的，在填写案由时可以省略有关当事人的内容。

（5）必要的引言或导语。

2. 正文

正文是卫生计生行政执法文书的主体部分和主要内容。必须根据卫生计生行政执法文书的具体用途、主旨，具体写明相应的客观事实、有关事项、具体理由和处理意见、决定。根据文书种类的不同，正文中的构成要素也有所区别。需要作出处理决定的卫生计生行政执法文书，其正文的要素一般包括：

（1）事实要素。事实部分是卫生计生行政执法文书对处理事项、违法行为等事实经过的文字描述和记载，是卫生计生行政执法文书的关键内容，可以根据具体案情采取适当的叙述方式。无论写作方式如何，都要注明具体行为、事项发生发展的时间、顺序、具体地点；注明所有当事人的具体情况；违法行为的情节、动机、手段、社会影响和产生或可能产生的后果等。

（2）证据要素。证据是卫生计生行政执法文书中的重要一环，运用证据证明所陈述事实，要说明证据的种类、来源、特点及所要证明的要点等。

（3）定性要素。所谓定性是卫生计生行政执法文书在叙述事实的基础上，运用法律法规的具体规定，对案件或事项的性质和严重程度作出判断的文字描述,是为最终处理确定的事实根据。卫生计生行政执法文书对案件或有关事项作定性描述时,应当正确的适用法律法规的具体规定,说明案件的具体性质。例如卫生行政处罚决定书,一般表述为当事人"违反了×××法××条的规定",在引用法律法规时必须具体到条、款、项、目,不能出现错误,并要与最后的处理决定相呼应。

(4)主文要素。主文是指卫生计生行政执法文书中对案件或有关事项具体行政处理或处罚决定的文字描述部分。这一部分是卫生计生行政执法文书的核心部分,卫生计生行政执法文书的各个部分都要为主文服务。主文的写作必须准确、具体。一是正确地适用法律、法规,正确地引用法律条文;二是正确地选择和表述处罚种类和幅度,对有多个罚种的案件,不能出现处罚种类之间的矛盾;三是准确、具体、肯定地表达行政处理或行政处罚决定的意思。对笔录类卫生计生行政执法文书,应当根据实际情况抓住重点按照事实要素的要求作客观记录。

3. 尾部

尾部是卫生计生行政执法文书的结尾部分,虽然在卫生计生行政执法文书中起到附注和说明的作用,但也是非常重要的一部分,一旦发生错误也会影响卫生计生行政执法文书的法律效力。卫生计生行政执法文书尾部的写作要素一般包括：

（1）告知权利。告知当事人权利是卫生计生行政执法程序中的重要内容，是卫生计生行政执法合法、公正、公开原则的具体体现，也是卫生计生行政机关实施卫生计生行政执法行为时的一项义务。卫生计生行政机关应当按照法律规定如实注明当事人应当享有的行政救济权利。

（2）告知义务。如行政处罚决定书应当告知当事人交纳罚款的期限等。

（3）有关说明事项。卫生计生行政执法文书的尾部应当将与卫生计生行政执法文书正文有关的事项予以说明，例如执行行政决定的时间、地点、期限等。

（4）署名盖章。卫生计生行政执法文书的署名必须符合法律的规定，应当签署卫生计生行政机关的名称和公章，不能签署内部机构的名称和印章。

（5）注明时间。卫生计生行政执法文书的尾部应当准确写明文书制作和生效的时间，不能出现逻辑性错误，或者前后时间不一致的现象，特别是涉及相对人权利的时间项目不能出现错误和颠倒。例如，如果告知当事人陈述申辩权的文书时间在处罚决定书的时间之后，无论是何种原因都会导致行政处罚无效。

（6）其他应当标明的事项。例如现场笔录、询问笔录的,应当由被检查人、被询问人在签名时写明"以上笔录属实"的字样并进行签字确认等。

三、卫生计生行政检查类执法文书

（一）卫生计生行政检查类文书概述

卫生计生行政检查类文书,是卫生计生行政机关在履行卫生计生行政执法职责过程中,进行卫生监督检查时使用的文书,主要包括:① 对有关样品进行采样使用的文书;② 对现场进行监督检查和对相关人员进行调查核实时使用的文书;③ 提出监督意见时使用的文书;④ 对相关证据采取登记保存时使用的文书等。卫生行政检查类文书,虽然在大多数情况下并不产生直接影响相对人权利义务的法律效力,但是这些文书是卫生计生行政机关作出能够直接影响相对人权利义务的具体行政行为的证据资料,对卫生计生行政执法行为的正确与否具有决定性的作用,是卫生计生行政执法实践中非常重要的执法文书。

（二）对有关样品进行采样的文书

对有关样品进行采样的文书,是卫生计生行

政机关在实施对健康相关产品和其他卫生状况的监督检查时,为查明有关产品、物品、环节、环境的卫生状况、技术性能以及来源等情况,对相关产品、物品实施检验、鉴定等使用的文书。根据《卫生行政执法文书规范》(中华人民共和国卫生部令2012第87号)、《关于下发卫生计生行政执法文书的通知》(上海市卫生和计划生育委员会沪卫计法规〔2014〕9号文)等规定,对有关样品进行采样使用的文书主要包括产品样品采样记录、非产品样品采样记录、产品样品确认告知书、检验结果告知书4种。

1. 产品样品采样记录

产品样品采样记录,是采集用于鉴定检验的健康相关产品及其他产品的书面记录。采样记录应当写明被采样人、采样地址、采样方法、采样时间、采样目的等内容。样品基本情况应当写明样品名称、样品规格、样品数量、样品包装状况或者储存条件、样品的生产日期及批号、样品标注的生产或者进口代理单位、采集样品的具体地点。该文书尾部应当有被采样人签名确认、两名以上采集样品的卫生监督员签名并分别注明时间。产品样品采样记录的用章,一般用卫生监督专用章。

2. 非产品样品采样记录

非产品样品采样记录,是从有关场所采集鉴

定检验用样品的书面记录。非产品样品采样记录应当写明被采样人、采样地点、采样方法、采样时间、采样目的、采样设备或者仪器名称、采集样品名称、编号及份数。此外，还应当对被采集样品的物品或者场所的状况进行客观的描述。该文书尾部应当有被采样人签名确认、两名以上采集样品的卫生监督员签名并分别注明时间。非产品样品采样记录的用章，一般用卫生监督专用章。

3. 产品样品确认告知书

产品样品确认告知书，是实施卫生监督抽检的卫生计生行政机关为确认产品的真实生产或者进口代理单位，向标签标注的生产或者进口代理单位发出的文书。告知书应当写明样品的基本情况，采样日期、被采样单位或者地址、样品标识的生产或者进口代理单位及地址、生产日期或者批号、标识、规格、样品名称等内容。还应当告知确认的方式、时间、地点、联系人、联系电话、联系地址和邮政编码等，并告知逾期未回复确认的，视为对样品真实性无异议。

4. 检验结果告知书

检验结果告知书，是卫生计生行政机关将抽检不合格样品的检验结果告知相应当事人的文书。告知书应当写明被检验的产品或者其他物品的名称，检验结果不符合国家有关卫生标准规定的情况,并告知当事人依照规定是否有申请复核的权利及提出复核申请的期限等内容。

(三) 现场检查、调查文书

现场检查、调查文书,是卫生计生行政机关在卫生计生行政执法中,为记录被检查单位现场客观情况和有关当事人提供的情况;或者为实施卫生计生行政处罚,查明当事人违法与否的真实情况进行调查取证时,在被检查、调查者的参与下依法制作和使用的文书。这种文书的适用范围比较广泛,既可以在日常卫生计生行政执法中使用,也可以在实施卫生计生行政处罚和办理卫生计生行政复议案件中使用。

现场检查、调查时使用的文书在卫生计生行政执法中具有较强的证据效力和证明效果:① 记录卫生监督员对被检查者的执法检查结果;② 反映被检查者的真实客观情况;③ 为卫生计生行政机关作出卫生计生行政执法行为提供事实证据。现场检查、调查时使用的文书一般情况下由卫生计生行政执法人员,在被检查人的参与配合下,在检查和调查的现场以记叙的方式据实记录。根据《卫生行政执法文书规范》(中华人民共和国卫生部令 2012 第 87 号)、《关于下发卫生计生行政执法文书的通知》(上海市卫生和计划生育委员会沪卫计法规〔2014〕9 号文）等规定，现场检查、调查时使用的文书主要有现场笔录、询问笔录等。

1. 现场笔录

现场笔录，是卫生监督员在案件调查、现场监督检查或者采取行政强制措施过程中，对与案件有关的现场环境、场所、设施、物品、人员、生产经营过程等进行现场检查时作的记录。现场笔录是以文字的形式固定现场状况，是卫生计生行政执法中非常重要的证据类文书，在卫生计生行政执法中有极其重要的法律意义。制作现场笔录的基本要求如下：

（1）首部。应当写明文书名称、页码、被检查人身份情况、实施检查的机关、检查的时间、检查的具体地点方位等。

（2）正文。是现场笔录的重点和核心，应当准确、客观、完整、详尽地将现场的情况进行记录。在制作现场笔录中，应当遵循客观性、真实性、相关性、合法性的原则。在记录过程中，只能进行客观的记载，不能进行主观分析推断。记录的内容要准确具体，不能笼统抽象，特别要注意不能用笼统的概念代替具体的描述。对现场采取的拍照、证据保存等行为，在现场笔录中也可以进行记载。同时，在正文的起始部分应当记录卫生监督员告知执法依据、亮证情况等内容。

（3）尾部。必须由实施检查的两名以上卫生监督员签名，被检查人阅后注明情况属实后，在每一页上签名，签名时应当注明时间。被检查人拒绝签名的可以请在场的见证人签名并说明情况。

2. 询问笔录

询问笔录，是卫生监督员依法办理卫生计生行政执法案件时为查明案件事实，收集证据，而向案件当事人、证人或者其他有关人员调查了解有关情况时作的记录。与现场笔录一样，询问笔录也是卫生计生行政执法中一种非常重要的证据类文书，在卫生计生行政执法中有非常重要的法律意义。制作询问笔录的基本要求如下：

（1）首部。应当写明文书名称、页码，详细记录被询问人身份情况，如姓名、性别、年龄、民族、工作单位、住址（联系地址）等；写明实施询问的机关的名称、询问的时间、询问的具体地点。

（2）正文。应当详细记录被询问人提供的与案件有关的全部情况，包括案件发生的时间、地点、事实经过、因果关系、后果等内容。制作询问笔录时应当注意的问题，① 首先记录依法告知事项，如执法依据、亮证情况等；② 询问应当以一问一答方式，并记录被询问人陈述时回答的核心内容，且应当是被询问人原意的忠实记录，避免随意删减；③ 询问笔录必须当场记录，卫生监督员不能事后自行补记,记录时修改的地方必须有被询问人的签字,不能诱导逼供;④ 必须记录原话,内容完整。

(3)尾部。必须由进行询问的两名以上卫生监督员签名,被询问人阅后注明笔录属实后,在每一页上签名,签名时应当注明时间。

(四) 卫生监督意见文书

卫生监督意见文书,是监督员在实施卫生计生行政执法检查后,根据执法检查的结果,针对检查中发现的违法行为或者问题对被执法检查的单位和个人提出有关改正意见时使用的文书。根据《卫生行政执法文书规范》(中华人民共和国卫生部令〔2012〕第 87 号)、《关于下发卫生计生行政执法文书的通知》(上海市卫生和计划生育委员会沪卫计法规〔2014〕9 号文)等规定,目前卫生计生行政机关提出执法意见时常用的文书主要包括卫生监督意见书和责令改正通知书两种。此类文书对管理相对人具有一定指导性或强制性,当事人应当执行。

1. 卫生监督意见书

卫生监督意见书,是卫生计生行政机关制作的对被监督单位或者个人具有指导性或者指令性作用的文书。卫生监督意见书是一种多用途的文书,卫生计生行政机关凡是需要对被监督对象提出卫生要求、改进意见、技术指导的,均可以使用该文书。另外,对当事人存在违法事实,依法需要责令改正的,也可以用此文书提出,并当写明法律依据、改正期限及责令改正意见等内容。卫生监督意见书作为一种卫生计生行政执法文书制作时也分为首部、正文和尾部,但是其正文部分没有一个固定格式,很多问题都可以通过监督意见表达。一般情况下,卫生监督意见书写作的要求是要有针对性和可操作性,文书表述应当规范准确。在正文部分,应当针对发现的问题提出切实可行的改进办法,使其达到卫生标准或卫生规范;要求被监督人对问题进行改进的,应当注明明确的改正时间和期限。

2. 责令改正通知书

责令改正通知书,是卫生计生行政部门实施行政处罚时,责令当事人改正或者限期改正违法行为时使用的文书。根据专业法律法规要求需要责令改正的,也应当使用责令改正通知书。在制作时应当阐明具体违法事实,并根据该违法行为的危害性、潜在风险和改正难度,合法合理提出责令改正要求并设置改正期限。

(五) 对证据采取登记保存时使用的文书

卫生计生行政机关对当事人进行监督检查,

并发现有关证据后,为了避免相关证据被转移、隐匿、销毁,需要采取一定的手段对证据实施保全,并使用相关的执法文书。根据《卫生行政执法文书规范》(中华人民共和国卫生部令〔2012〕第 87号)、《关于下发卫生计生行政执法文书的通知》(上海市卫生和计划生育委员会沪卫计法规〔2014〕9 号文)等规定,此类文书主要包括证据先行登记保存决定书、证据先行登记保存处理决定书等。

1. 证据先行登记保存决定书

证据先行登记保存决定书,是要求当事人对需要保全的证据在登记造册后进行保管的文书。决定书应当写明保存方式、保存期限、保存地点以及保存证据的有关内容。保存的方式一般有就地保存和指定地点保存两种。保存的物品清单应当详细填写项目,内容准确清楚。

2. 证据先行登记保存处理决定书

证据先行登记保存处理决定书,是卫生计生行政机关在规定的期限内对被保存的证据作出处理决定的文书,它应当和证据先行登记保存决定书配套使用。应当注意的是,根据《行政处罚法》第三十七条规定,在证据可能灭失或者以后难以取得的情况下,经行政机关负责人批准,可以先行登记保存,并应当在七日内及时作出处理决定。因此,在使用该文书时,必须注意在证据保存后七日内作出处理的期限要求。处理决定书应写明当事人全称，保存决定书作出的时间、文号及具体处理决定。

四、卫生计生行政强制
控制类执法文书

卫生计生行政强制和控制类文书，是卫生计生行政机关在实施行政强制和行政控制措施，或者申请行政强制执行中制作、使用的文书。根据《卫生行政执法文书规范》（中华人民共和国卫生部令〔2012〕第 87 号）、《关于下发卫生计生行政执法文书的通知》（上海市卫生和计划生育委员会沪卫计法规〔2014〕9 号文）等规定，包括查封扣押决定书、查封扣押处理决定书、查封扣押延期通知书、封条、行政控制决定书、解除行政控制决定书、催告书、强制执行申请书八种文书。

（一）查封、扣押决定书

查封、扣押决定书，是卫生计生行政机关为制止违法行为、防止证据毁损、避免危害发生、控制危险扩大，依法对涉案的场所、设施或者财物采取查封、扣押措施时发出的文书。《中华人民共和国行政强制法》把行政强制分成的两大类，第一大类

叫行政强制措施,第二大类叫行政强制执行,目前卫生计生法律法规当中还是保留了一些行政强制措施的规定,查封扣押就是行政强制措施的一种,查封、扣押的期限一般不得超过三十日。查封、扣押决定书中应当写明当事人的姓名或者名称、地址,查封、扣押的理由、依据和期限,查封、扣押场所、设施或者财物的名称、数量等,并告知当事人申请行政复议或者提起行政诉讼的途径和期限。对于所涉及的物品需要进行检测、检验、检疫或者技术鉴定的,应当告知当事人所需的时间,同时告知查封、扣押的期间不包括检测、检验、检疫或者技术鉴定的期间。

(二) 查封、扣押处理决定书

查封、扣押处理决定书,是卫生计生行政机关在规定的期限内对被采取查封、扣押行政强制措施的场所、设施或者财物作出处理决定时发出的文书。行政机关采取查封、扣押措施后,应当及时查清事实,在《中华人民共和国行政强制法》第二十五条规定的期限内作出处理决定。对违法事实清楚,依法应当没收的非法财物予以没收;法律、行政法规规定应当销毁的,依法销毁;应当解除查封、扣押的,作出解除查封、扣押的决定。处理决定书应当写明当事人的姓名或者名称,查封扣押决定书作出的时间、文号及具体处理意见。

(三) 查封、扣押延期通知书

查封、扣押延期通知书,是因案情复杂,需要延长查封、扣押期限时发出的文书。对于有些查封扣押决定,情况复杂的,经行政机关负责人批准,可以延长,但是延长期限不得超过三十日。延期通知书应当写明当事人的姓名或者名称,查封扣押的期限,并说明理由。

(四) 封条

封条,是为调查取证、保存证据或者防止危害进一步扩大等,对特定生产经营场所、物品等采取临时停止使用,以及禁止销售、转移、损毁、隐匿物品等措施时使用的文书。封条一般不能单独使用,应当配合其他文书共同使用,如在采取查封、扣押等行政强制措施时,可以对相应的场所或者物品加贴封条。封条上应当注明日期和期限,并加盖公章,其规格可以根据实际需要确定。封条应当粘贴在场所或者物品的醒目位置,并强化行政执法行为的效果。

(五) 卫生行政控制决定书

卫生行政控制决定书,是卫生计生行政机关

发现当事人生产经营的产品或者场所已经或者可能对人体健康产生危害，需要对物品或者场所采取控制措施时发出的文书。卫生行政控制决定书是对外发生法律效力的卫生计生行政执法文书，当事人对卫生行政控制决定书不服可以依法申请行政复议或者提起行政诉讼。决定书应当写明当事人全称、控制的原因、控制的法律依据和作出处理决定的期限，对控制的物品或者场所应当写明物品或者场所的名称、控制地点、控制方式等内容。

(六) 解除卫生行政控制决定书

解除卫生行政控制决定书，是卫生计生行政机关确认被控制的物品或者场所不能或者不可能对人体健康构成危害时，决定对被控制的物品或者场所解除控制时发出的文书。解除卫生行政控制决定书是与卫生行政控制决定书相对应的卫生计生行政执法文书，表明原有控制决定的终止。因此，解除卫生行政控制决定书的正文应当写明原卫生行政控制决定书作出的时间、文号，表明依法解除控制的意见。

(七) 催告书

催告书，是卫生计生行政机关作出申请强制执行决定前，事先催告当事人履行法定义务时发出的文书。催告书应当写明履行法定义务的期限、方式,涉及金钱给付的,应当注明明确的金额和给付方式,并告知当事人依法享有陈述和申辩的权利。当事人收到催告书后有权进行陈述和申辩。行政机关应当充分听取当事人的意见,对当事人提出的事实、理由和证据,应当进行记录、复核。当事人提出的事实、理由或者证据成立的,行政机关应当采纳。

(八) 强制执行申请书

强制执行申请书,是当事人在法定期限内不申请行政复议或者提起行政诉讼,又不履行行政决定的,经依法催告仍未履行,卫生计生行政机关自期限届满之日起三个月内申请人民法院强制执行时提交给人民法院的书面申请。卫生计生行政机关申请人民法院强制执行前,应当催告当事人履行义务。催告书送达十日后当事人仍未履行义务的,行政机关可以向所在地有管辖权的人民法院申请强制执行;执行对象是不动产的,向不动产所在地有管辖权的人民法院申请强制执行。卫生计生行政机关向人民法院申请强制执行,应当提供强制执行申请书(注明作出决定的事实、理由和依据、当事人的意见)、行政决定书、行政机关催告情况、申请强制执行标的情况等材料。强制执行申请书还应当写明当事人基本情况及申请执行的内容,由卫生计生行政机关负责人签名,加盖卫生计生行政机关印章并注明日期。

五、卫生计生行政
处罚类文书

(一) 卫生计生行政处罚类文书概述

卫生计生行政处罚类文书,是卫生计生行政机关在查处卫生计生违法案件,实施卫生计生行政处罚的过程中制作和使用的文书。根据《中华人民共和国行政处罚法》和原卫生部颁发的《卫生行政处罚程序》,以及《卫生行政执法文书规范》(中华人民共和国卫生部令〔2012〕第 87 号)、《关于下发卫生计生行政执法文书的通知》(上海市卫生和计划生育委员会沪卫计法规〔2014〕9 号文)等规定,用于卫生计生行政处罚的卫生计生行政执法文书有十余种。按照实施卫生计生行政处罚的程序,可以将卫生计生行政处罚类文书分为:卫生计生行政处罚立案阶段文书、卫生计生行政处罚调查取证阶段文书、卫生计生行政处罚裁量和告知阶段文书、卫生计生行政处罚听证程序文书、卫生计生行政处罚决定文书、卫生计生行政处罚执行和结案阶段文书和其他相关文书等。

（二）卫生计生行政处罚立案阶段文书

卫生计生行政处罚立案阶段文书，是卫生计生行政机关对属于管辖职权范围内的卫生计生违法行为进行受理、立案时制作和使用执法文书。卫生计生行政处罚立案阶段的文书，是启动卫生计生行政处罚程序的文字记载，属于卫生计生行政机关内部的工作文书，一般不对外直接发生法律效力。根据《卫生行政执法文书规范》（中华人民共和国卫生部令〔2012〕第87号）、《关于下发卫生计生行政执法文书的通知》（上海市卫生和计划生育委员会沪卫计法规〔2014〕9号文）等规定，用于卫生计生行政处罚立案阶段的卫生计生行政执法文书主要有案件受理记录、立案报告两种。

1. 案件受理记录

案件受理记录，是对检查发现、群众检举或者控告，上级卫生计生行政机关交办、下级卫生计生行政机关报请、有关部门移送来的案件，按照规定的权限和程序办理案件受理手续，所作的文字记录。制作案件受理记录的基本要求如下：

（1）首部。应当按照《卫生行政处罚程序》的规定写明案件来源、受理时间和案发单位或个人的信息。

（2）正文。主要有两个方面的内容，① 案件摘要，主要违法事实，包括案发时间、案发地点、重要证据及造成的危害和影响等内容；② 经办人处理意见，一般有提请立案、进一步核实情况、移送等几类意见。

（3）尾部。主要是填写负责人对案件的处理意见。

2. 立案报告

立案报告，是对受理的案件进行初步核实后，确认有违法事实，属于本机关管辖，并需给予行政处罚的，为了对案件展开调查，向主管卫生计生行政机关负责人或主管科（处、室）负责人提出的书面报告。《卫生行政处罚程序》中规定，对符合有明确违法行为人或危害后果、有来源可靠的事实依据、属于卫生行政处罚的范围、属于本机关管辖等要素的案件，应当在受理后七日内予以立案。制作立案报告的基本要求如下：

（1）首部。应当写明案件来源、受理时间、发案时间和发案地点。

（2）正文。案情摘要，应按性质和程度，由大到小、从重到轻加以排列，逐个提出问题并加以简要说明。同时要指明当事人违反的具体法律条款，并由经办人提出立案的意见。

（3）尾部。负责人审批意见，是负责人对查处案件的批示，如是否批准立案，对批准立案的应确定承办人员。

（三）卫生计生行政处罚调查取证阶段文书

卫生计生行政处罚调查取证阶段文书，是卫生计生行政机关依法对卫生计生违法案件决定予以立案查处，进行调查取证时制作和使用的各种卫生计生行政执法文书。卫生计生行政机关在卫生计生行政处罚调查取证阶段制作的各种文书，多数是卫生计生行政处罚的证据材料，是卫生计生行政机关作出行政处罚行为的依据，对卫生计生行政处罚行为的正确与否起着关键的作用，卫生计生行政执法人员必须严格按照法律法规的规定以及文书制作要求，进行相关资料调取并书写和制作卫生计生行政执法文书。卫生计生行政处罚调查取证阶段的文书有多种，前述产品样品采样记录、非产品样品采样记录、产品样品确认告知书、检验结果告知书、现场笔录、询问笔录、证据先行登记保存决定书、证据先行登记保存处理决定书等也都可以成为卫生计生行政处罚调查取证阶段文书。前述文书的制作要求已经作过介绍，本处不再赘述。除此之外，案件调查终结报告也是卫生计生行政处罚调查取证阶段的文书，此处对该文书的制作要求进行介绍。

案件调查终结报告，是案件调查终结后，承办人就案情事实、对所调查问题性质的认识、对当事人责任的分析、对当事人的处理意见等，以书面形式向领导或者有关部门所做的正式报告。制作案件调查终结报告的基本要求如下：

（1）首部。应当写明文书名称、当事人身份情况、案由、承办机构和承办人。

（2）正文。应当写明案情及主要违法事实、相关证据、争议要点、处理建议等。案情及违法事实，应简明扼要，写清案件的经过和结果，违反的法律条款等；相关证据，应列明已经查证属实的，与案件有关的所有证据；争议要点，既应写明当事人与承办人之间对案情事实的不同观点，也应表明承办人之间对案件的不同意见；处理建议，需要给予行政处罚的，应写明行政处罚的种类、幅度及法律依据，或者经过调查，据以立案的违法事实并不存在，应写明建议终结调查并结案等内容。

（3）尾部。应当签署负责人意见，写明是否同意的意见；对需要合议的案件应当提出进行合议的具体意见。

（四）卫生计生行政处罚裁量和告知阶段文书

卫生计生行政处罚裁量和告知阶段文书，是卫生计生行政机关在查处违法案件的过程中，对已经调查终结的案件，进行进一步核实、研究、裁量，是否给予行政处罚和给予什么程度的行政处罚进行讨论，并将拟处罚的意见告知当事人并听取陈述申辩时制作和使用的卫生计生行政执法文书。卫生行政处罚裁量阶段文书，主要包括合议记录、行政处罚事先告知书、陈述和申辩笔录。

1. 合议记录

合议记录，是在卫生计生行政处罚案件承办人员提交案件调查终结报告后，案件承办机关组织有关人员对案件的事实、性质、情节、社会危害等内容，以及适用法律，处罚幅度等进行综合分析、审议时所作的文字记录。合议记录主要是反映案件集体讨论的过程和合议人员对案件处理的意见，参加合议人应当是三人以上的单数。制作合议记录的基本要求如下：

（1）首部。应当写明文书名称、案由、合议主持人、参加合议的人员、合议时间、合议地点等。

（2）正文。包括违法事实、相关证据、处罚依据、合议记录、合议建议等内容。违法事实，应结合案件调查终结报告，全面如实说明通过调查所获得的案件违法事实的经过、内容和结果，以及法律规范所规定的与违法行为构成要件相关的事实。相关证据，应分析与每一违法事实相关并经查证属实的证据，按照《中华人民共和国行政诉讼法》规定的证据种类进行归类表述。处罚依据，对拟作出行政处罚的案件，表述相关违法条款和处罚条款；对拟不予行政处罚或移送有关部门处理的案件,表述其法律依据。法律依据要明确具体,应写明法律法规的名称和具体的条、款、项、目。合议记录,是合议人员对案情的分析讨论过程的记录。应忠实反映合议参加人员的意思表示,一般应按合议人员发言次序分别列段记录,对案件及违法事实、定性、证据、法律依据、裁量要点、争议要点、处罚建议等内容陈述观点和态度,参加合议人员有不同意见的应当予以注明和记录。合议建议,应写明具体的处理意见,即是否给予行政处罚、给予何种行政处罚等建议。

(3)尾部。合议结束后,记录人员应将合议记录交合议参加人员核对,经核对无误后,由所有合议参加人员和记录人员分别在每页记录上签名并注明日期。

2. 行政处罚事先告知书

行政处罚事先告知书,是卫生计生行政机关在作出行政处罚决定前,告知当事人将要作出的行政处罚决定的事实、理由、依据以及当事人依法应当享有权利的文书。制作行政处罚事先告知书的基本要求如下:

(1)首部。应当写明当事人、文号。

(2)正文。应当写明当事人的违法行为、违反的法律条款、将要作出的行政处罚决定的法律依据、行政处罚的种类和幅度,告知当事人享有的陈述和申辩权利,并注明联系人、联系电话、地址等。

(3)尾部。应当写明卫生计生行政机关全称、加盖公章,并请当事人签名、写清签收时间。在当事人表明放弃陈述和申辩权时,应当请当事人在"当事人意见记录"处写明"放弃陈述和申辩权"等内容。

3. 陈述和申辩笔录

陈述和申辩笔录,是对当事人及陈述申辩人陈述事实、理由和申辩内容的记录。该文书不仅仅适用于行政处罚事先告知阶段,也适用于在强制执行催告阶段。当事人委托陈述申辩人的,应当写明受委托的陈述申辩人的姓名、性别、职务、现在工作单位等。受委托的陈述申辩人应当出具当事人的委托书。陈述和申辩笔录应当写明陈述和申辩的地点和时间,尽可能记录陈述申辩人原话,不能记录原话的,记录应当真实反映陈述申辩人原意。

4. 陈述和申辩复核意见书

陈述和申辩复核意见书是对当事人提出的事实、理由和证据进行复核的记录。复核意见书应当写明陈述申辩人的姓名、陈述和申辩的理由和证据,以及复核人和承办机构的意见。当事人收到催告书后所进行的陈述和申辩的复核,在复核意见书中亦应写明复核人和处罚案件承办机关的意见。

（五）卫生计生行政处罚听证程序文书

卫生计生行政处罚听证程序文书，是卫生计生行政机关拟对当事人作出吊销许可证或者执业证书、责令停产停业和处以较大数额罚没款的重大卫生计生行政处罚和依法组织行政处罚听证时制作和使用的各种卫生计生行政执法文书。根据《卫生行政执法文书规范》（中华人民共和国卫生部令〔2012〕第 87 号）、《关于下发卫生计生行政执法文书的通知》（上海市卫生和计划生育委员会沪卫计法规〔2014〕9 号文）等规定，用于卫生计生行政处罚听证程序的文书主要有行政处罚听证告知书、行政处罚听证告知书回执、行政处罚听证通知书、听证笔录、听证意见书等。

1. 行政处罚听证告知书

行政处罚听证告知书，是卫生计生行政机关进行合议后，对适用听证程序的案件作出行政处罚决定之前，按照《中华人民共和国行政处罚法》的规定，告知当事人作出行政处罚决定的事实、理由、依据以及当事人依法享有要求举行听证的权利时所制作的法律文书。行政处罚听证告知书内容主要由首部、正文和尾部三部分组成。

（1）首部。首部包括文号和当事人姓名或名称。

（2）正文。正文包括当事人的违法行为、引用的法律条文和依据、拟作出行政处罚的种类和幅度、告知当事人要求听证的权利、告知提出听证要求的期限以及有关的联系方式等。其中当事人的违法行为，应根据合议讨论，表述经合议认定的案件违法事实，以及法律规范所规定的与违法行为构成要件相关的事实。引用的法律条文，即当事人需要接受行政处罚的违法行为所对应的违法条款和处罚条款，应填写法律法规和规章的规范名称和具体条款。拟作出行政处罚的种类和幅度，是根据法律、法规或规章规定，拟对当事人作出的处罚罚种及处罚的具体内容。告知当事人要求听证的权利及提出听证要求的期限，即根据《中华人民共和国行政处罚法》第四十二条的规定，对符合听证条件的当事人告知其可以就卫生计生行政机关认定的违法事实，处罚的依据及拟作出的处罚决定等提出听证申请。当事人要求听证的，应当在行政机关告知后三日内提出。最后是有关的联系方式，填写联系电话、联系人、地址和邮政编码。

（3）尾部。当事人签署姓名和日期。卫生计生行政机关加盖公章及签署日期。

2. 行政处罚听证告知书回执

行政处罚听证告知书回执是行政处罚事先告知书的附属文书，是卫生计生行政机关将当事人享有的申请听证的权利告知当事人后，由当事人提出是否申请听证而填写的文书。

本文书由当事人根据其是否需要听证而选择是否填写，只有在当事人需要提出听证要求时，才需要根据文书中列明的内容据实填写，并在法定时间内送交卫生计生行政机关；当然当事人提出听证要求，也可以不采用本文书而自行书写听证申请。当事人不提出听证申请的，可以不填写或不送还本文书。

3. 行政处罚听证通知书

行政处罚听证通知书，是经有权要求举行听证的当事人提出，卫生计生行政机关决定举行听证时向当事人发出的书面通知。是卫生计生行政机关在收到当事人提出听证申请后，将举行听证的时间、地点、方式等事项告知当事人而制作的执法文书。卫生计生行政机关应当在举行听证的七日前，将听证通知书送达当事人。制作行政处罚听证通知书的基本要求如下：

（1）首部。应当写明文书名称、编号和当事人名称。

（2）正文。应当写明举行听证的具体时间、地点、听证方式、听证主持人和听证组成人员、当事人申请回避的权利、需要提前准备的事项、听证机关的联系方式等；同时告知当事人可以亲自参加听证，也可以委托一到两人代理，并告知当事人不出席视为放弃听证。

（3）尾部。应当由卫生计生行政机关署名、盖章，当事人签名并注明时间。

4. 听证笔录

听证笔录，是对听证过程和内容的记录。当事人委托代理人的，应当写明代理人的姓名、性别、职务、现在工作单位等。委托代理人应当出具当事人的委托书。笔录应当写明案件承办人、听证员、听证主持人、书记员、听证方式、听证地点、听证时间、案由等内容。记录应当写明案件承办人提出的事实、证据和行政处罚建议，当事人陈述、申辩等内容。参加听证的案件承办人和当事人及其委托人、代理人均应当在每页笔录上签名并注明日期。

5. 听证意见书

听证意见书，是听证结束后，听证人员就听证情况及对该案件的事实、证据、法律适用、裁量等进行全面复核后，就听证情况及听证人员对该案件的意见，以书面形式向负责人或者有关部门所做的正式报告。对当事人和案件承办人的陈述应当抓住要点,归纳概括。听证人员意见是听证人员经评议后对案件认定的违法事实是否清楚、证据是否确凿、法律适用是否正确、处罚裁量是否合理等提出的意见。卫生计生行政机关的负责人或者经授权的有关主管科(处、室)负责人应当对听证意见书提出具体批示。

(六) 卫生计生行政处罚决定文书

卫生计生行政处罚决定文书,是卫生计生行政机关对事实清楚、证据确凿的卫生计生违法案件,根据情节轻重依法作出行政处罚决定时制作和使用的卫生计生行政执法文书。根据《中华人民共和国行政处罚法》和《卫生行政执法文书规范》(中华人民共和国卫生部令〔2012〕第 87 号)、《关于下发卫生计生行政执法文书的通知》(上海市卫生和计划生育委员会沪卫计法规〔2014〕9 号文)等规定,用于卫生计生行政处罚决定的文书有一般程序和听证程序的行政处罚决定书和适用于简易程序的当场行政处罚决定书两种。

1. 行政处罚决定书

行政处罚决定书,是卫生计生行政机关是对事实清楚、证据确凿的卫生违法案件,根据情节轻重依法作出行政处罚决定的文书。行政处罚决定书适用于一般程序和听证程序作出行政处罚决定

时制作和使用,送达后即发生法律效力,具有强制性。制作行政处罚决定书的基本要求如下:

(1)首部。应当写明文书名称、文号。被处罚人是单位的,填写单位全称,以及法定代表人(负责人)、卫生许可证件或者营业执照号码等内容;是个人的,填写姓名,并注明身份证号。同时,还应当写明被处罚人的地(住)址。

(2)正文。是行政处罚决定书的核心内容。应当写明已经查实的违法事实、证明违法事实存在的相关证据、违法行为违反的法律条款、给予行政处罚的依据法律条款、行政处罚决定的具体内容等。

(3)尾部。应当将有关告知事项交代清楚,如罚款缴往单位和缴纳期限,复议和诉讼的途径、方法和期限等。

2. 当场行政处罚决定书

当场行政处罚决定书,是卫生计生行政机关对案情简单、违法事实清楚、证据确凿的违法案件,依法当场作出行政处罚决定时制作和使用的卫生计生行政执法文书。当场行政处罚决定书只适用于给予警告和对法人给予 1 000 元以下、对公民给予 50 元以下罚款的行政处罚决定。实施当场行政处罚时,卫生计生行政执法人员现场填写当场行政处罚决定书并交给被处罚人,当场行政处罚决定书的制作要求与一般程序行政处罚决定书的要求基本相同。

(七) 送达和结案阶段文书

执行和结案阶段文书,是卫生计生行政机关在行政处罚决定送达当事人,并对处罚案件结案归档时制作和使用的卫生计生行政执法文书。根据《中华人民共和国行政处罚法》和《卫生行政执法文书规范》(中华人民共和国卫生部令〔2012〕第87号)、《关于下发卫生计生行政执法文书的通知》(上海市卫生和计划生育委员会沪卫计法规〔2014〕9号文)等规定,执行和结案阶段的文书有送达回执、结案报告两种。其中送达回执可以在行政执法各阶段送达卫生计生行政执法文书时使用。

1. 送达回执

送达回执,是卫生计生行政机关将卫生计生行政执法文书送交有关当事人,证明受送达人已收到有关卫生计生行政执法文书的凭证。因此送达回执在卫生计生行政执法中是一种非常重要的证据资料,其使用范围并不局限于行政处罚决定书的送达。送达回执用于直接送达、邮寄送达、留置送达等方式。送达回执应当写明受送达人、送达机关、送达文件名称及文号、送达地点等内容。

在直接送达时当事人拒绝签收而采用留置送达方式的,应当在备注栏说明有关情况,并记录留置送达的过程。

2. 结案报告

结案报告,是对经立案进入行政处罚程序的案件,经调查程序后决定不作行政处罚,或者经调查取证后依法作出行政处罚且处罚决定履行或者执行后,报请负责人批准结案的文书。结案报告应当填写当事人、立案日期、案由等,给予行政处罚的应当写明行政处罚决定书文号、执行方式、执行日期、执行结果(如未执行或者未完全执行的需说明原因)等内容,不予行政处罚的应当写明理由。

(八)其他行政处罚相关文书

案件移送书,是卫生计生行政机关将不属于本单位或者本部门管辖的案件,移送有关单位或者部门处理的文书。案件移送书是行政机关之间相互移送行政处罚案件的文字记录。制作案件移送书的基本要求如下:

(1)首部。应当写明文书的具体名称、文号、被移送机关的全称。

(2)正文。应当写明移送机关原受理移送案件的具体时间、案由和移送的原因、移送的法律依据等内容,并应当写明随案移送的材料目录。

（3）尾部。应当签署移送机关全称，并加盖公章，注明移送时间。

六、其他种类的执法文书

卫生计生行政执法文书的其他种类主要涉及内部管理监督类和通用类两类文书。

（一）内部管理监督类文书

1. 卫生计生行政执法事项审批表

卫生计生行政执法事项审批表，是在作出证据先行登记保存、行政强制、行政处罚等行政决定前，由卫生计生行政机关负责人对拟作出的行政决定意见进行审查，并签署审批意见的文书。也适用于因情况紧急需要当场实施行政强制措施，事后补办批准手续的情形。审批表应当写明当事人、案由、申请审批事项、承办人处理意见、审核意见及部门负责人审批意见等。申请行政处罚审批时，申请审批事项中应当写明主要违法事实、证据、处罚理由及依据。申请证据先行登记保存、行政强制审批时，申请审批事项中应当写明原因及依据。

2. 卫生计生行政执法建议书

卫生计生行政执法建议书，是卫生计生行政机关为促进依法履职、规范执法，在日常监督检查和稽查过程中,结合执法办案,建议下级卫生计生行政机关及其卫生监督机构完善制度和工作机制,加强内部管理,改进工作、消除隐患,促进执法监管水平提高时发出的文书。卫生计生行政执法建议书应当写明提出建议的起因,在日常监督检查和案件调查处理过程中发现的需要重视和解决的问题,对问题产生原因的分析,并依据法律法规及有关规定提出的具体建议、意见,以及其他需要说明的事项。

(二) 通用类文书

1. 公告

公告,是指卫生计生行政机关为制止违法行为或者防止危害后果扩大,对当事人的违法行为依法采取执法行为并需要公众知晓或者配合时使用的文书。一般情况下,卫生计生行政机关在打击非法行医、对重大违法行为进行查处的同时,可以通过一定的方式对公众进行广而告之,确保公众的知晓权和参与权,以便于更好的打击违法行为。公告应当写明违法当事人的姓名或者名称、地点、违法事实、违反的法律条款、处理依据及时间。公告的纸张规格大小可以根据实际需要确定。

2. 物品清单

物品清单,是作出查封、扣押、没收物品等行政决定时,附于查封、扣押决定书,行政处罚决定书等文书后,用于登记相关物品所使用的文书。该文书的使用,主要是针对查封或者没收的物品较多,无法在相关文书正文中予以记载而配套使用。物品清单应当注明被附文书的名称及文号,并写明物品名称、数量、生产或进口代理单位、生产日期及批号等内容,由当事人、案件承办人签名。

3. 续页

续页,是接在各类卫生计生行政执法文书后面完成相关记录内容时所使用的文书。对于现场笔录、询问笔录等无法在一页中完成内容记载的文书,均可以使用续页来进行记载。对于使用续页应当写明所接执法文书的名称,有相关人员签字并注明页码、日期。

参考文献

[1] 《中华人民共和国行政处罚法》(1996 年 3 月 17 日第八届全国人民代表大会第四次会议通过,根据 2009 年 8 月 27 日第十一届全国人民代表大会常务委员会第十次会议《关于修改部分法律的决定》修正).

[2] 《卫生行政处罚程序》(1996 年 6 月 19 日卫生部令第 53 号发布,根据 2006 年 2 月 13 日卫政法发〔2006〕68 号修改).

[3] 《卫生行政执法文书规范》(2012 年 9 月 6 日卫生部令第 87 号公布,根据 2017 年 12 月 26 日国家卫生和计划生育委员会令第 18 号《国家卫生计生委关于修改〈新食品原料安全性审查管理办法〉等 7 件部门规章的决定》修改).

[4] 《关于下发卫生计生行政执法文书的通知》(上海市卫生和计划生育委员会沪卫计法规〔2014〕9 号文).